DR. FORLEN

SHIPENG LEE STUDIO

“Les mémoires du Docteur Forlen”,
suivi de
“Femmes et guerriers”, portfolio d’illustrations.

小潘
XIAO PAN

Published in partnership with BEIJING TOTAL VISION CULTURE SPREADS.

www.xiaopan.com

Traduction : Cécile REVERDY - 1re édition
ISBN : 978-2-940380-49-7
Dépôt légal : mai 2007
Imprimé en Belgique par Proost

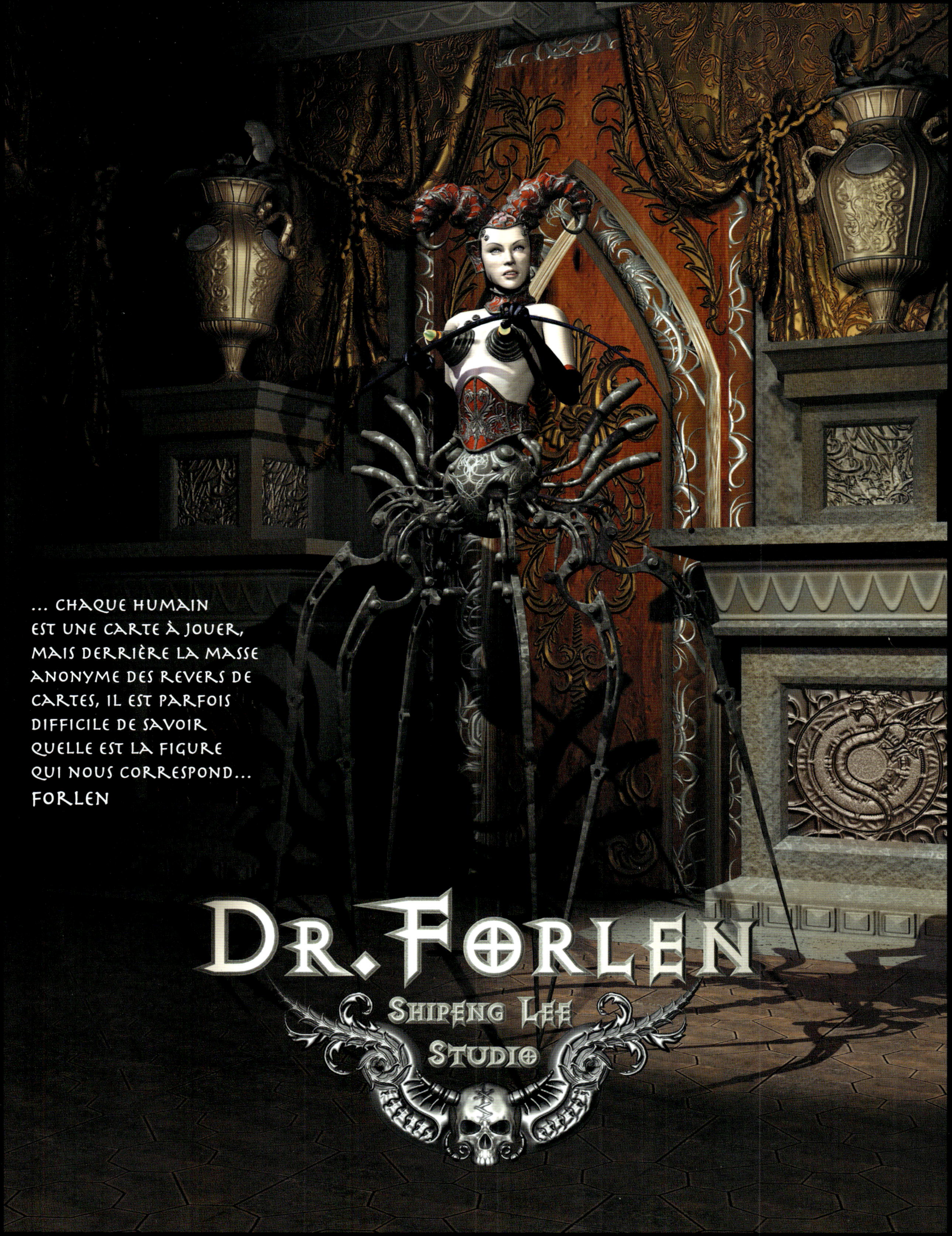
... chaque humain
est une carte à jouer,
mais derrière la masse
anonyme des revers de
cartes, il est parfois
difficile de savoir
quelle est la figure
qui nous correspond...
Forlen
Dr. Forlen
Shipeng Lee
Studio

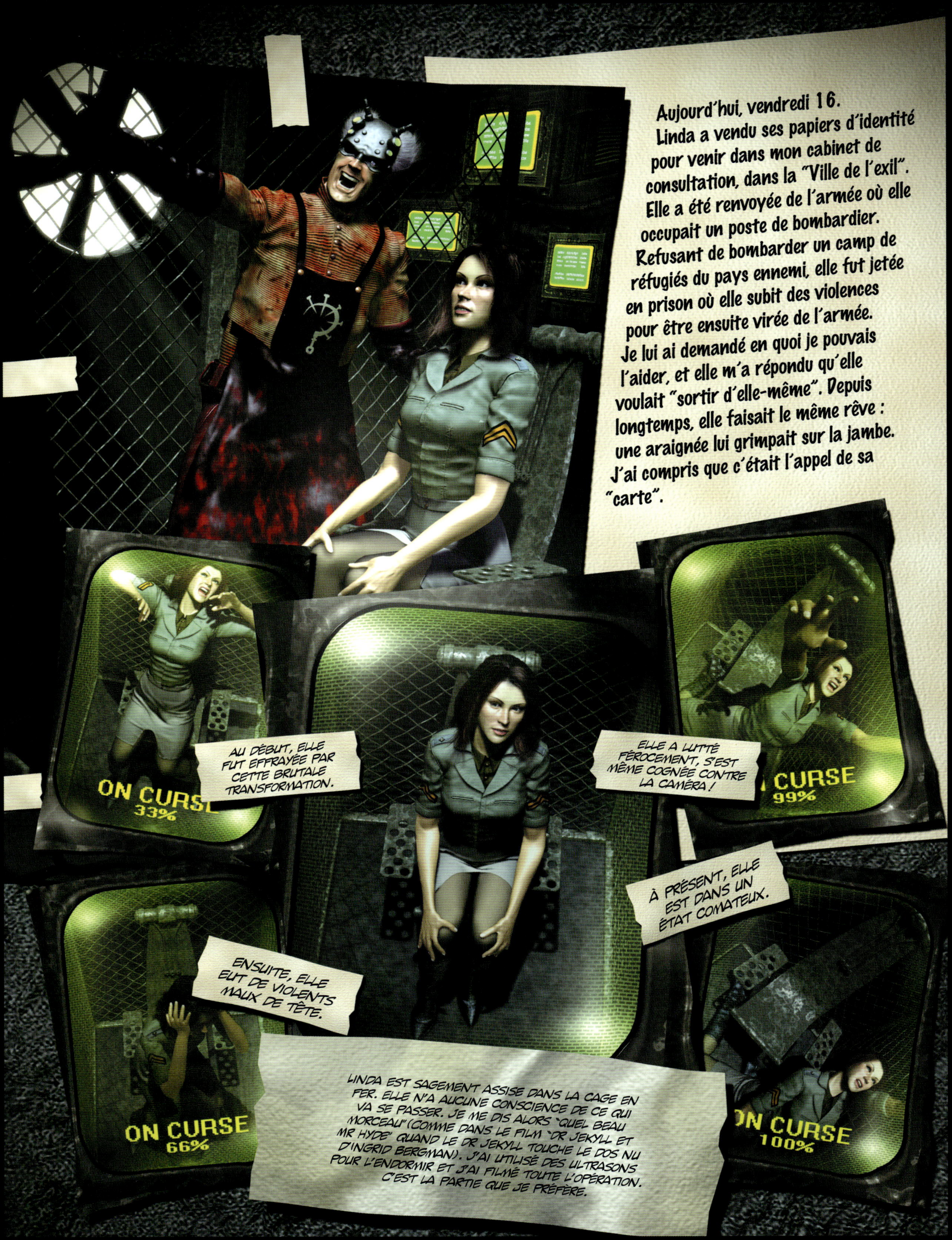
Aujourd'hui, vendredi 16.
Linda a vendu ses papiers d'identité pour venir dans mon cabinet de consultation, dans la "Ville de l'exil". Elle a été renvoyée de l'armée où elle occupait un poste de bombardier. Refusant de bombarder un camp de réfugiés du pays ennemi, elle fut jetée en prison où elle subit des violences pour être ensuite virée de l'armée. Je lui ai demandé en quoi je pouvais l'aider, et elle m'a répondu qu'elle voulait "sortir d'elle-même". Depuis longtemps, elle faisait le même rêve : une araignée lui grimpait sur la jambe. J'ai compris que c'était l'appel de sa "carte".
AU DÉBUT, ELLE FUT EFFRAYÉE PAR CETTE BRUTALE TRANSFORMATION.
ON CURSE 33%
ELLE A LUTTÉ FÉROCEMENT, S'EST MÊME COGNÉE CONTRE LA CAMÉRA !
CURSE 99%
À PRÉSENT, ELLE EST DANS UN ÉTAT COMATEUX.
ENSUITE, ELLE EUT DE VIOLENTS MAUX DE TÊTE.
ON CURSE 66%
LINDA EST SAGEMENT ASSISE DANS LA CAGE EN FER. ELLE N'A AUCUNE CONSCIENCE DE CE QUI VA SE PASSER. JE ME DIS ALORS "QUEL BEAU MORCEAU" (COMME DANS LE FILM "DR JEKYLL ET MR HYDE" QUAND LE DR JEKYLL TOUCHE LE DOS NU D'INGRID BERGMAN). J'AI UTILISÉ DES ULTRASONS POUR L'ENDORMIR ET J'AI FILMÉ TOUTE L'OPÉRATION. C'EST LA PARTIE QUE JE PRÉFÈRE.
ON CURSE 100%

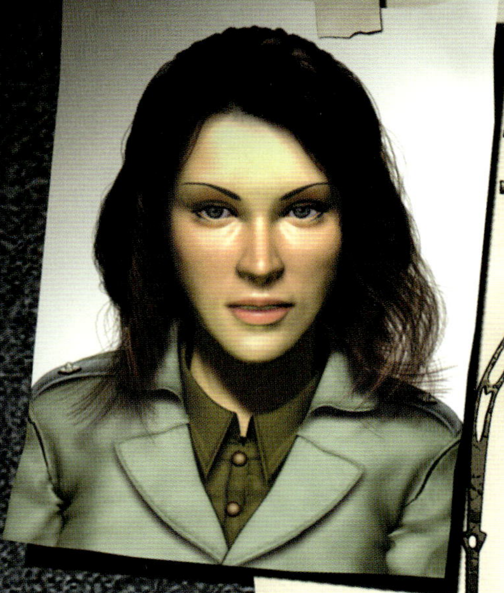

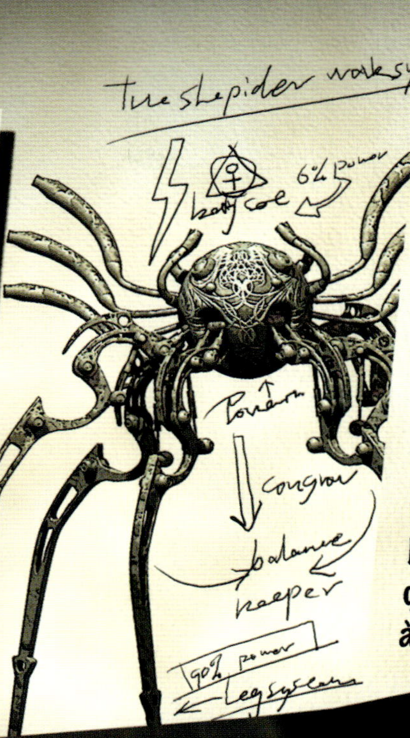
The shepider walk system
6% power
balance keeper
90% power
Leg system

Après, c'est la partie la plus difficile, comprenant à la fois l'aspect neurochirurgical et mécanique. C'est un exercice particulièrement ardu dont le but est de se rapprocher le plus possible de la "carte" : 69 heures plus tard, Linda n'existait plus, elle était devenue sa "carte", une araignée.
Trois mois plus tard, elle se mariait avec Rondstein. Au départ, elle eut du mal à s'habituer à ses nouvelles formes et il y eut d'ailleurs quelques dégâts. Mais elle aima vite ce qu'elle était devenue, et le fait que je comprenne si bien sa nature profonde la rendit à la fois curieuse et perplexe.

Je lui expliquai que son destin était secrètement tissé par sa "carte", tout comme une araignée attend sa proie sur sa toile.

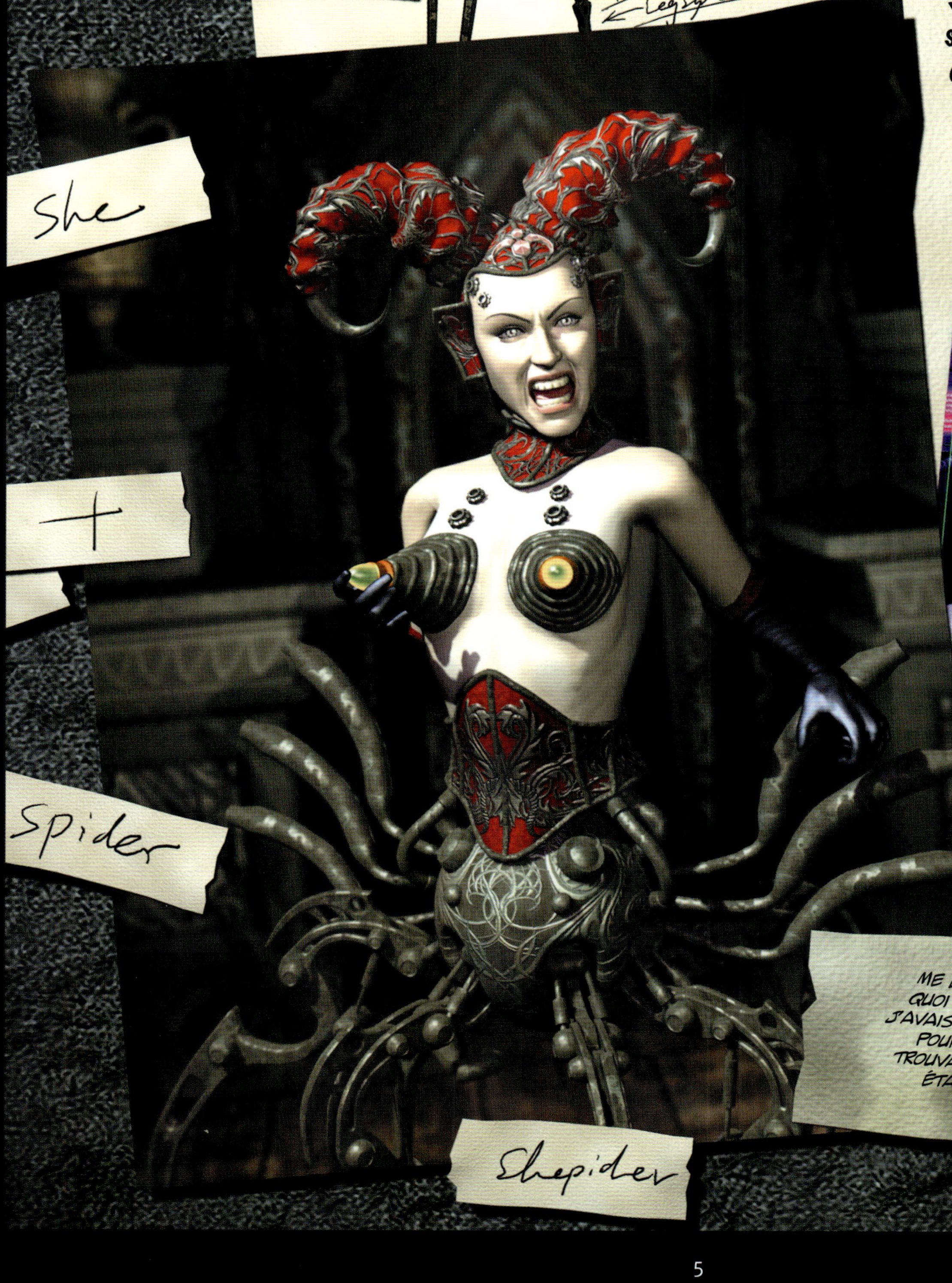
She
+
Spider
Shepider
ME DISANT QU'ELLE N'AVAIT PAS DE QUOI ME PAYER, JE LUI RÉPONDIS QUE J'AVAIS GARDÉ UNE PARTIE DE SON CORPS POUR ME DÉDOMMAGER, CE QU'ELLE TROUVA RÉPUGNANT. SUR CETTE PARTIE ÉTAIT INSCRIT TOUT SON DESTIN. TOUT ÇA ME FASCINAIT.

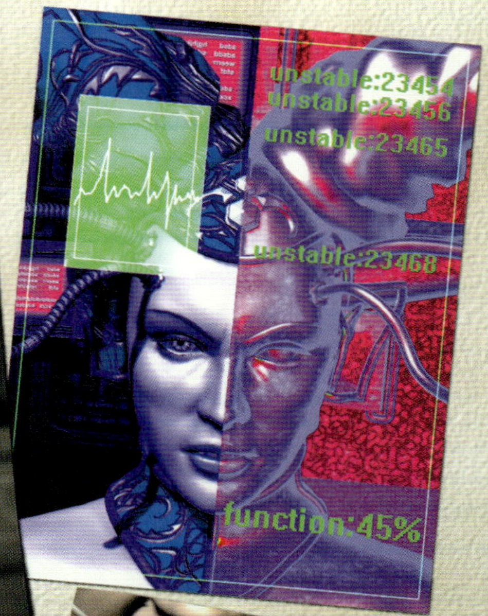
unstable:23454
unstable:23456
unstable:23465
unstable:23468
function:45%

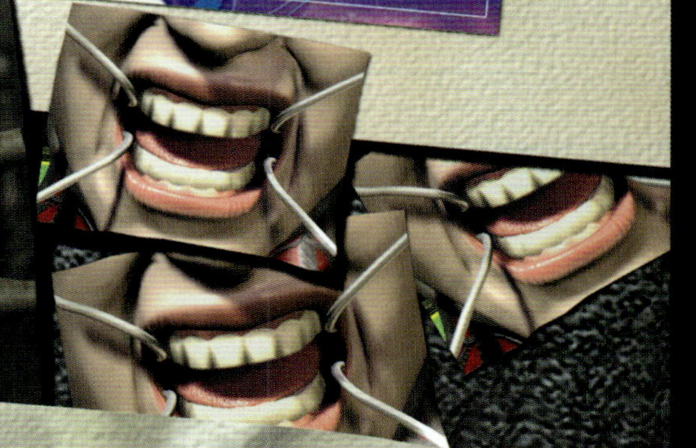

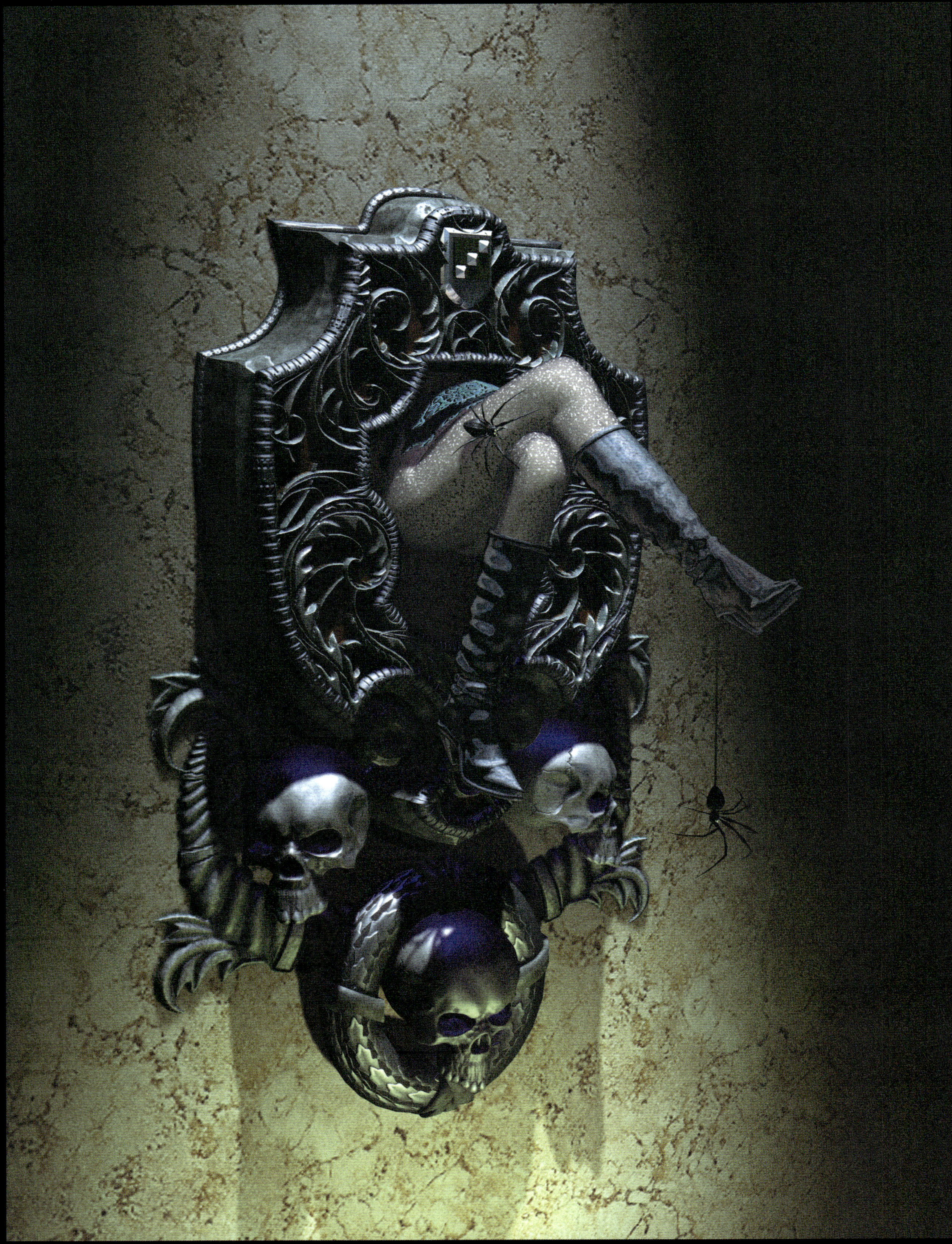

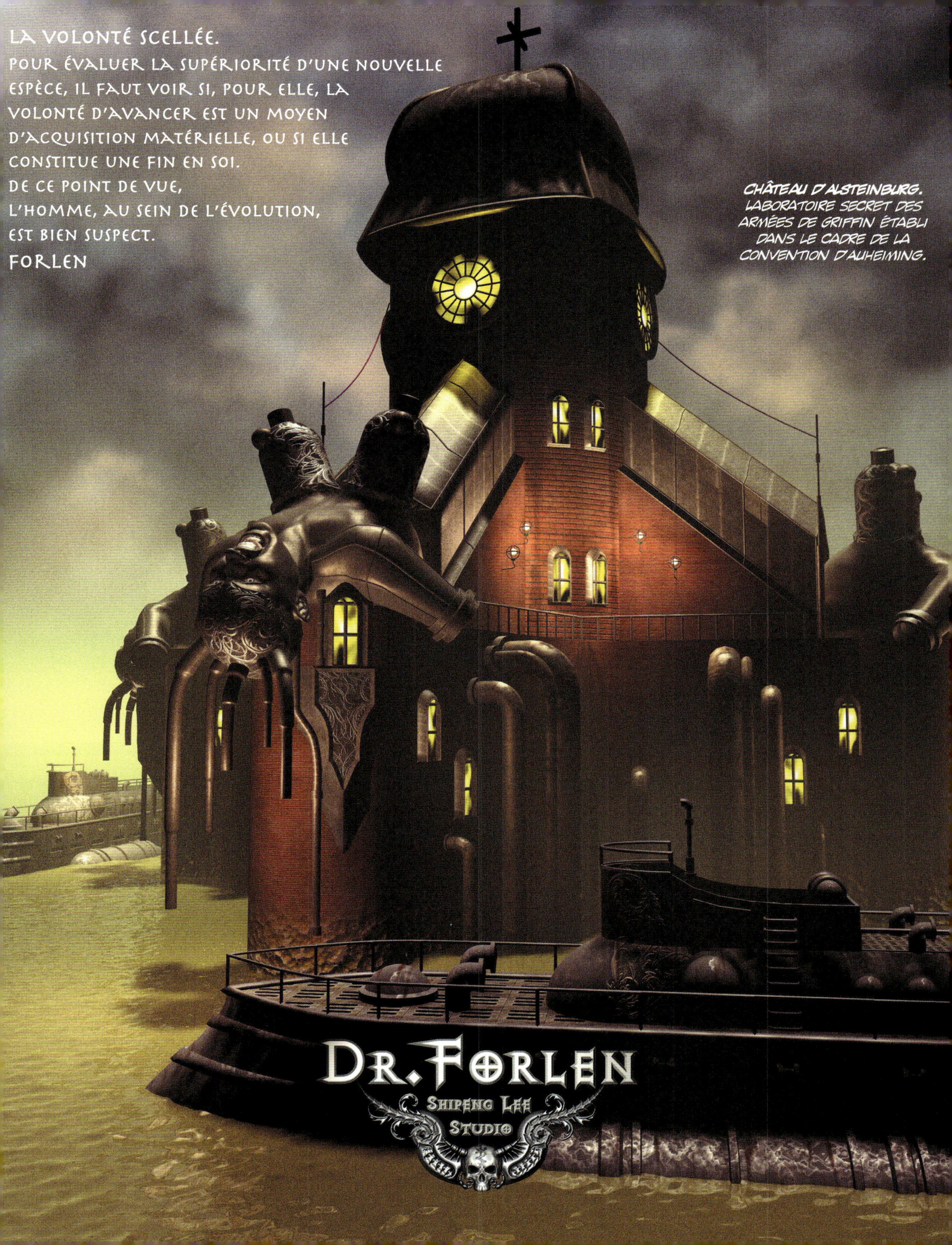
La volonté scellée.
Pour évaluer la supériorité d'une nouvelle espèce, il faut voir si, pour elle, la volonté d'avancer est un moyen d'acquisition matérielle, ou si elle constitue une fin en soi.
De ce point de vue,
l'homme, au sein de l'évolution, est bien suspect.
Forlen
CHÂTEAU D'ALSTEINBURG.
LABORATOIRE SECRET DES ARMÉES DE GRIFFIN ÉTABLI DANS LE CADRE DE LA CONVENTION D'AUHEIMING.
Dr. Forlen
Shipeng Lee Studio

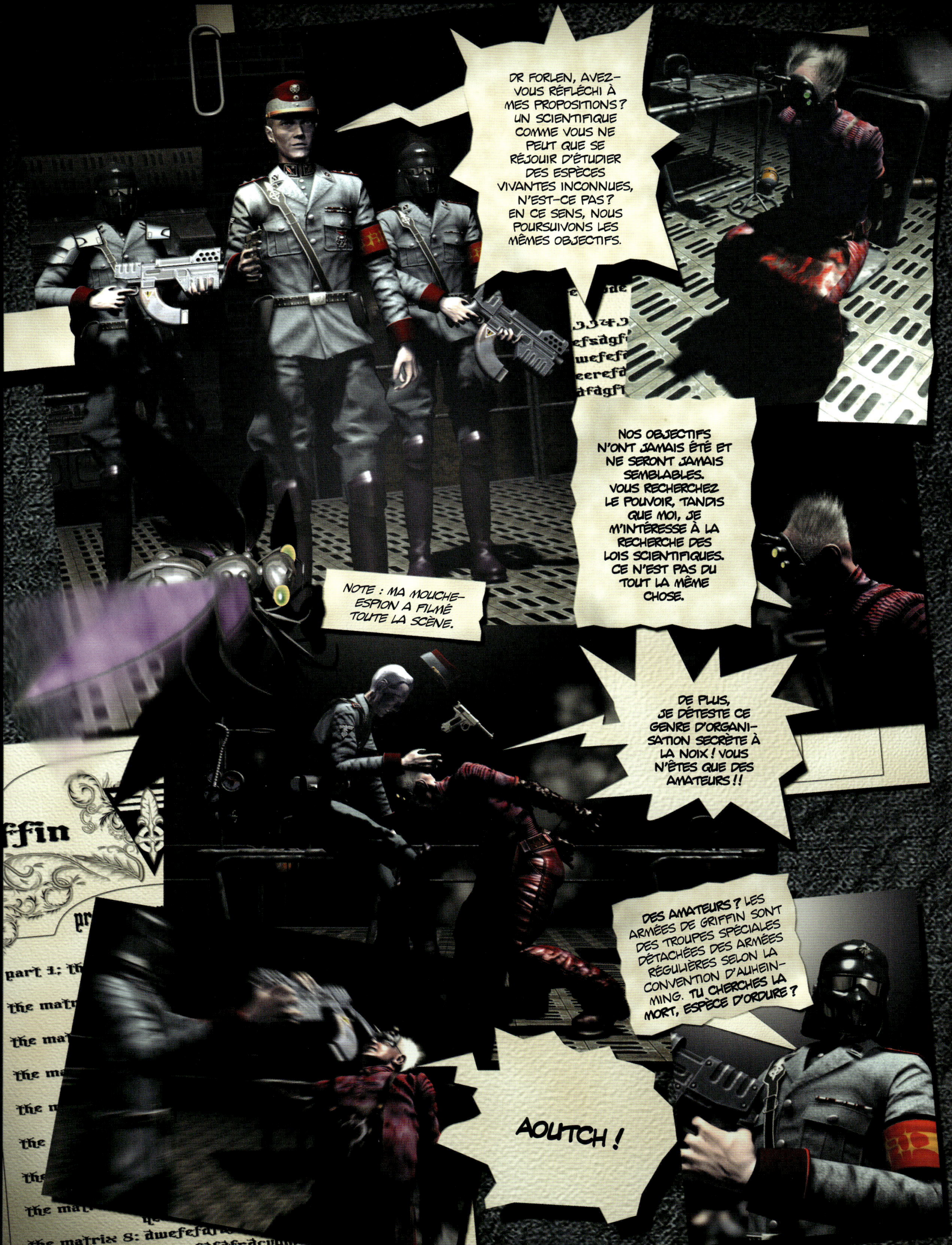
DR FORLEN, AVEZ-VOUS RÉFLÉCHI À MES PROPOSITIONS? UN SCIENTIFIQUE COMME VOUS NE PEUT QUE SE RÉJOUIR D'ÉTUDIER DES ESPÈCES VIVANTES INCONNUES, N'EST-CE PAS? EN CE SENS, NOUS POURSUIVONS LES MÊMES OBJECTIFS.
NOS OBJECTIFS N'ONT JAMAIS ÉTÉ ET NE SERONT JAMAIS SEMBLABLES. VOUS RECHERCHEZ LE POUVOIR, TANDIS QUE MOI, JE M'INTÉRESSE À LA RECHERCHE DES LOIS SCIENTIFIQUES. CE N'EST PAS DU TOUT LA MÊME CHOSE.
NOTE : MA MOUCHE-ESPION A FILMÉ TOUTE LA SCÈNE.
DE PLUS, JE DÉTESTE CE GENRE D'ORGANISATION SECRÈTE À LA NOIX ! VOUS N'ÊTES QUE DES AMATEURS !!
DES AMATEURS ? LES ARMÉES DE GRIFFIN SONT DES TROUPES SPÉCIALES DÉTACHÉES DES ARMÉES RÉGULIÈRES SELON LA CONVENTION D'AUHEIN-MING. TU CHERCHES LA MORT, ESPÈCE D'ORDURE ?
AOUTCH !

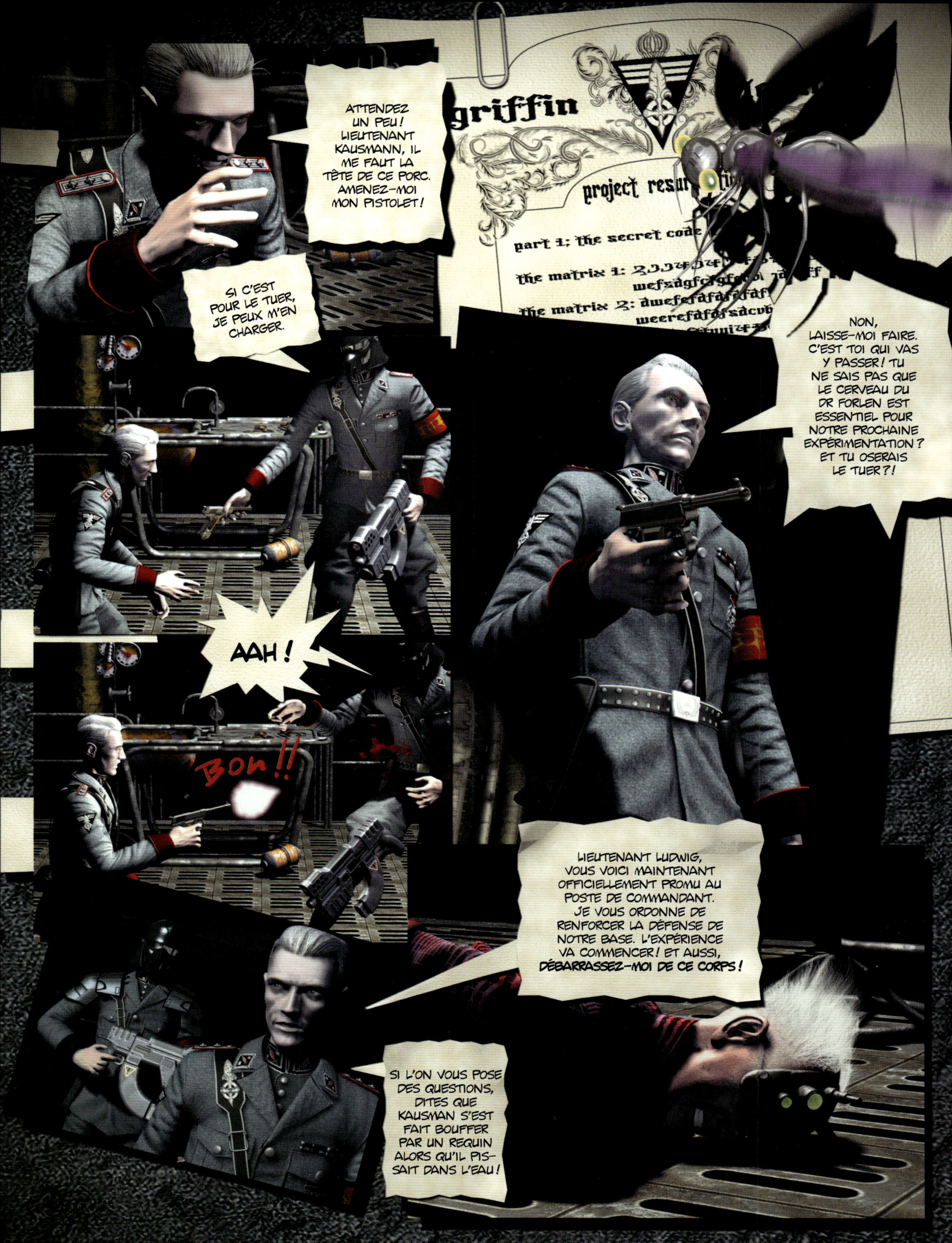
ATTENDEZ UN PEU ! LIEUTENANT KAUSMANN, IL ME FAUT LA TÊTE DE CE PORC. AMENEZ-MOI MON PISTOLET !
griffin
part 1; the secret code
SI C'EST POUR LE TUER, JE PEUX M'EN CHARGER.
NON, LAISSE-MOI FAIRE. C'EST TOI QUI VAS Y PASSER ! TU NE SAIS PAS QUE LE CERVEAU DU DR FORLEN EST ESSENTIEL POUR NOTRE PROCHAINE EXPÉRIMENTATION ? ET TU OSERAIS LE TUER ?!
AAH !
Bon !!
LIEUTENANT LUDWIG, VOUS VOICI MAINTENANT OFFICIELLEMENT PROMU AU POSTE DE COMMANDANT. JE VOUS ORDONNE DE RENFORCER LA DÉFENSE DE NOTRE BASE. L'EXPÉRIENCE VA COMMENCER ! ET AUSSI, DÉBARRASSEZ-MOI DE CE CORPS !
SI L'ON VOUS POSE DES QUESTIONS, DITES QUE KAUSMAN S'EST FAIT BOUFFER PAR UN REQUIN ALORS QU'IL PISSAIT DANS L'EAU !

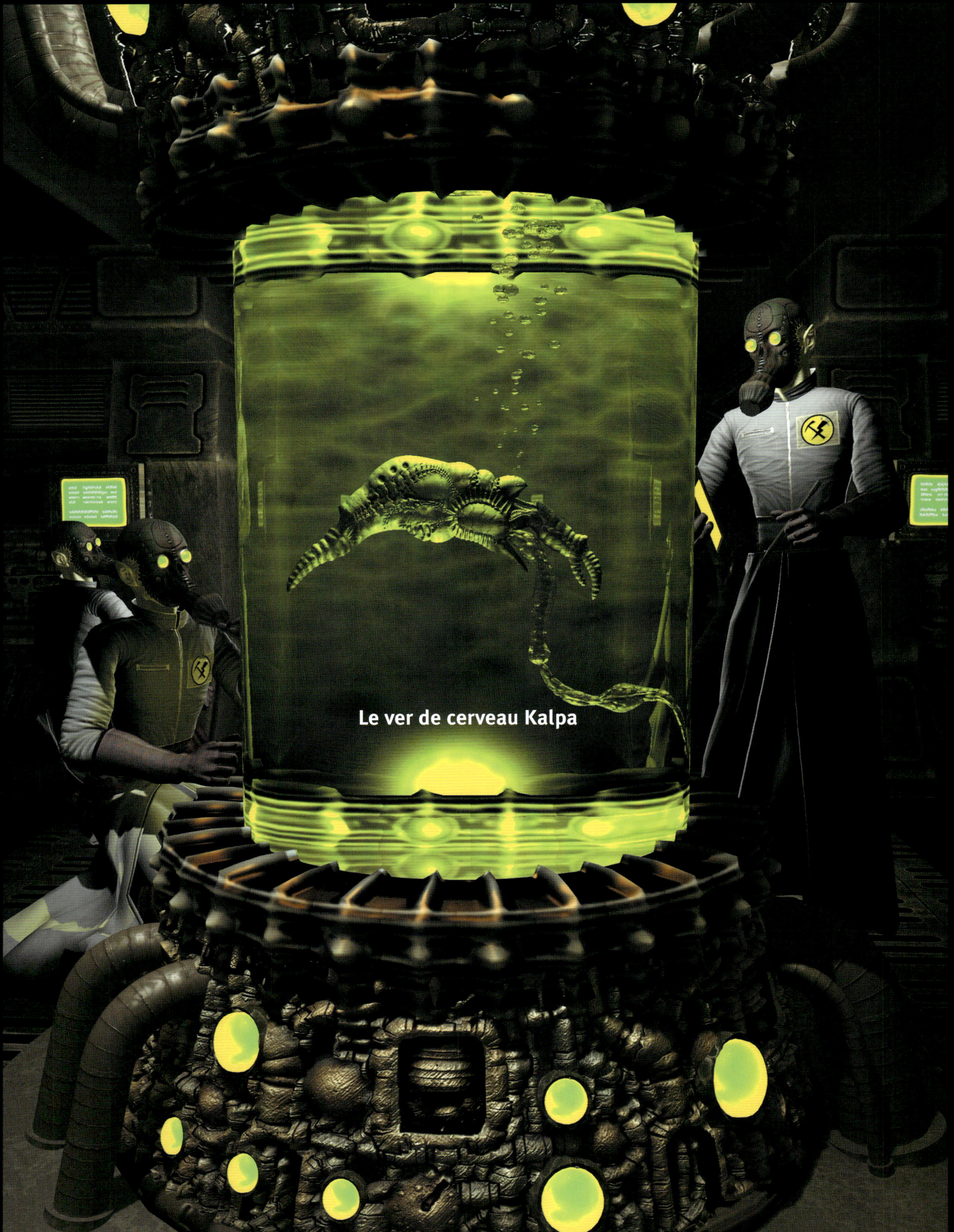
Le ver de cerveau Kalpa

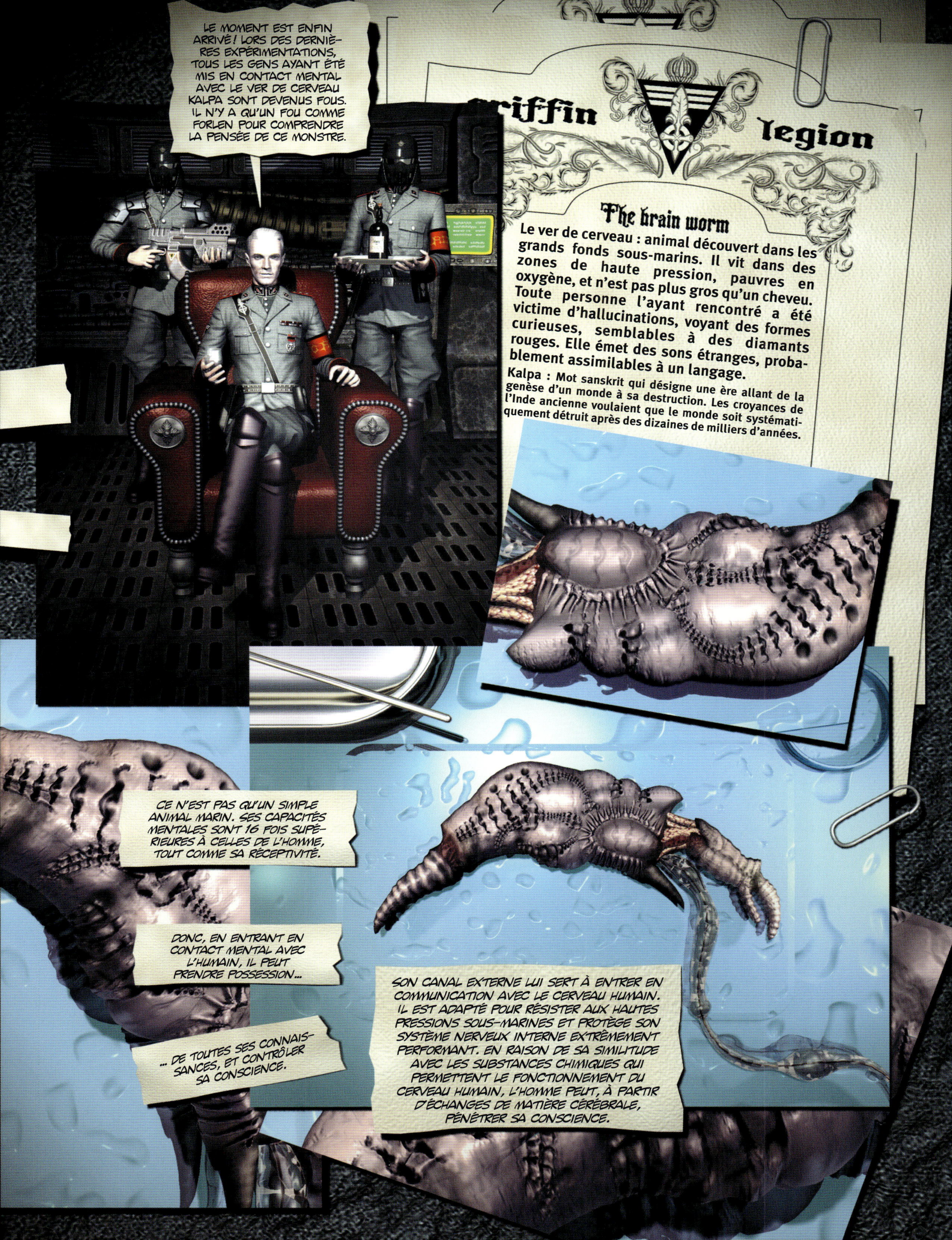
LE MOMENT EST ENFIN ARRIVÉ ! LORS DES DERNIÈRES EXPÉRIMENTATIONS, TOUS LES GENS AYANT ÉTÉ MIS EN CONTACT MENTAL AVEC LE VER DE CERVEAU KALPA SONT DEVENUS FOUS. IL N'Y A QU'UN FOU COMME FORLEN POUR COMPRENDRE LA PENSÉE DE CE MONSTRE.
riffin
legion
The brain worm
Le ver de cerveau : animal découvert dans les grands fonds sous-marins. Il vit dans des zones de haute pression, pauvres en oxygène, et n'est pas plus gros qu'un cheveu. Toute personne l'ayant rencontré a été victime d'hallucinations, voyant des formes curieuses, semblables à des diamants rouges. Elle émet des sons étranges, probablement assimilables à un langage.
Kalpa : Mot sanskrit qui désigne une ère allant de la genèse d'un monde à sa destruction. Les croyances de l'Inde ancienne voulaient que le monde soit systématiquement détruit après des dizaines de milliers d'années.
CE N'EST PAS QU'UN SIMPLE ANIMAL MARIN. SES CAPACITÉS MENTALES SONT 16 FOIS SUPÉRIEURES À CELLES DE L'HOMME, TOUT COMME SA RÉCEPTIVITÉ.
DONC, EN ENTRANT EN CONTACT MENTAL AVEC L'HUMAIN, IL PEUT PRENDRE POSSESSION...
... DE TOUTES SES CONNAISSANCES, ET CONTRÔLER SA CONSCIENCE.
SON CANAL EXTERNE LUI SERT À ENTRER EN COMMUNICATION AVEC LE CERVEAU HUMAIN. IL EST ADAPTÉ POUR RÉSISTER AUX HAUTES PRESSIONS SOUS-MARINES ET PROTÈGE SON SYSTÈME NERVEUX INTERNE EXTRÊMEMENT PERFORMANT. EN RAISON DE SA SIMILITUDE AVEC LES SUBSTANCES CHIMIQUES QUI PERMETTENT LE FONCTIONNEMENT DU CERVEAU HUMAIN, L'HOMME PEUT, À PARTIR D'ÉCHANGES DE MATIÈRE CÉRÉBRALE, PÉNÉTRER SA CONSCIENCE.

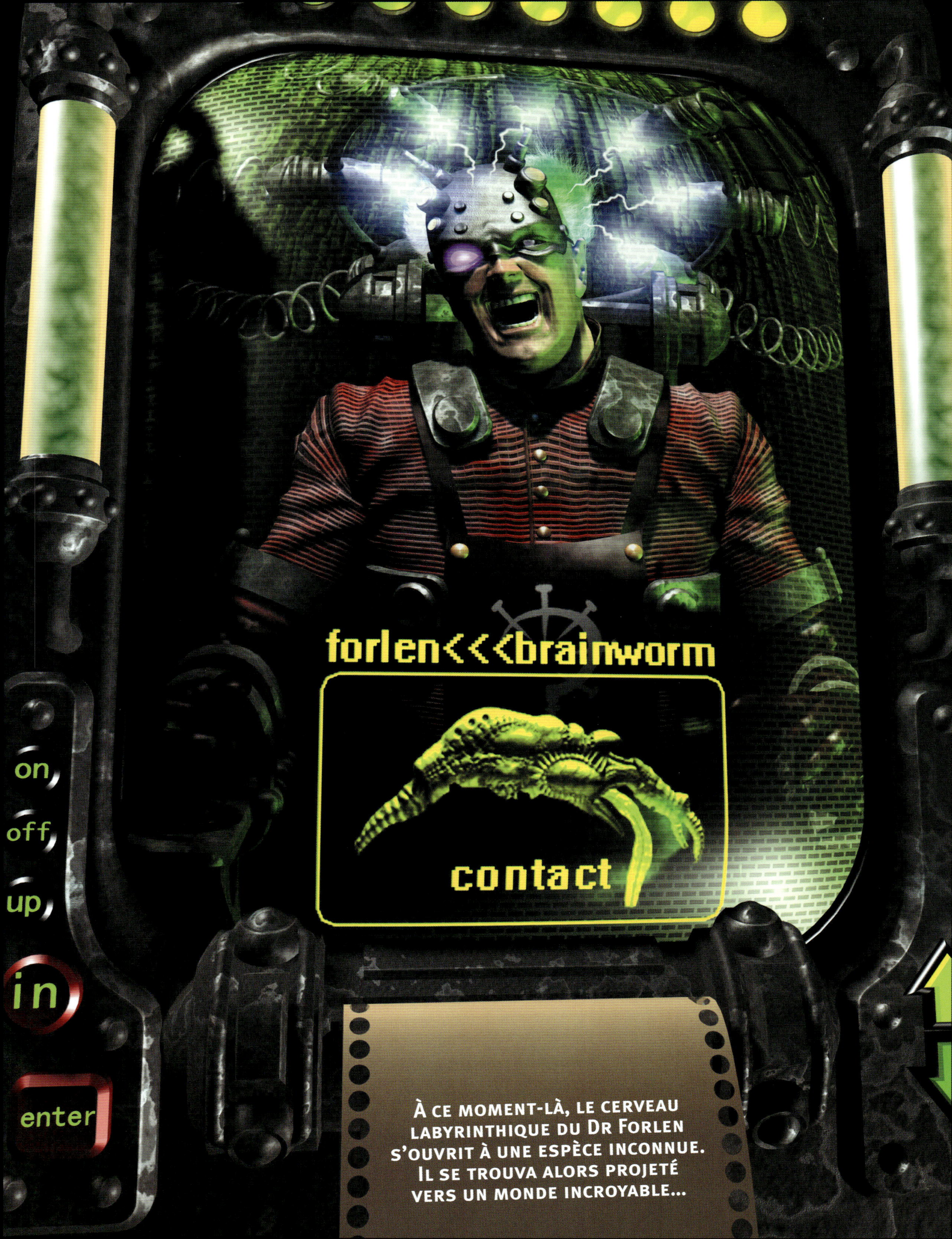
forlen<<<brainworm
contact
on
off
up
in
enter
À ce moment-là, le cerveau labyrinthique du Dr Forlen s'ouvrit à une espèce inconnue. Il se trouva alors projeté vers un monde incroyable...

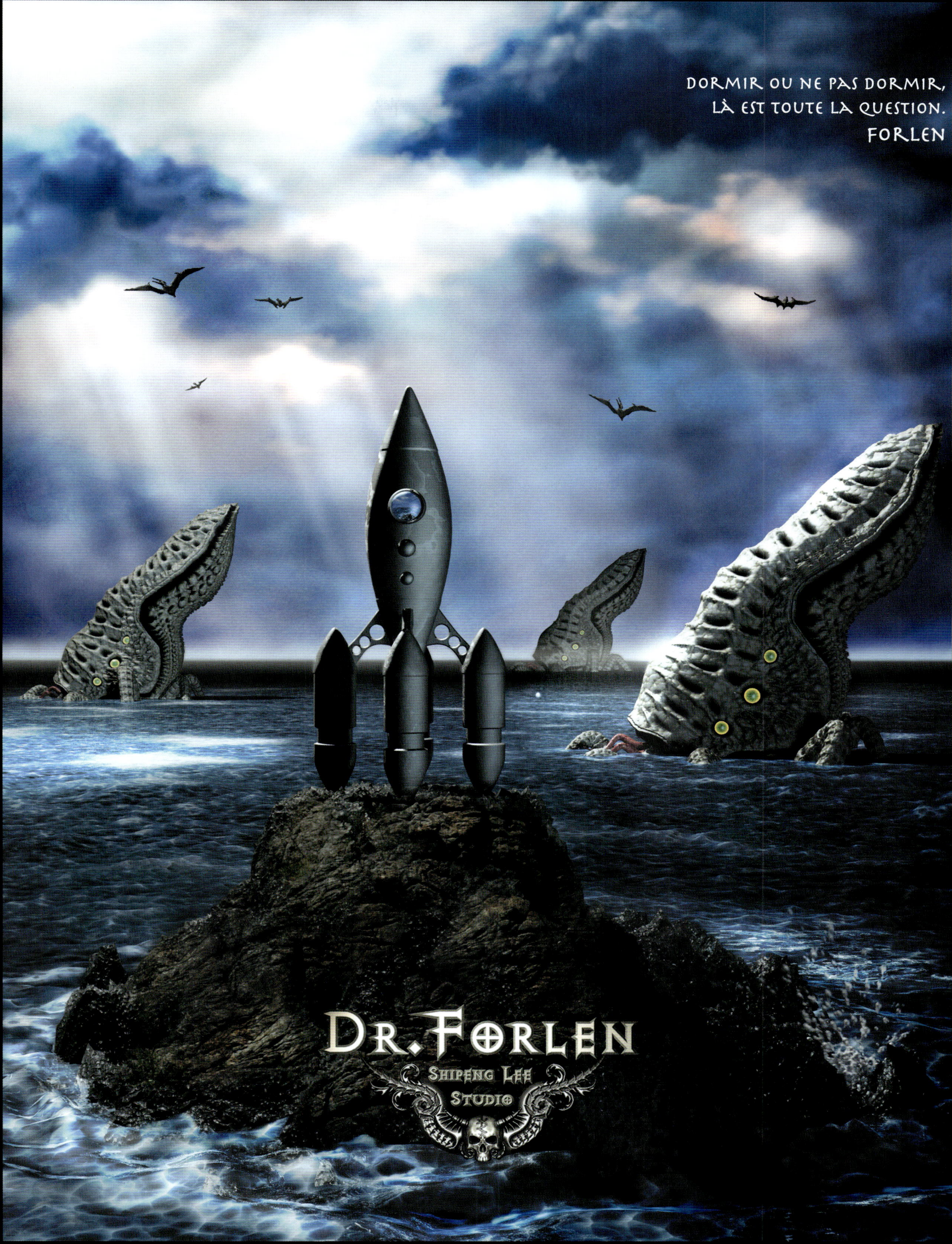
DORMIR OU NE PAS DORMIR,
LÀ EST TOUTE LA QUESTION.
FORLEN
DR. FORLEN
SHIPENG LEE
STUDIO

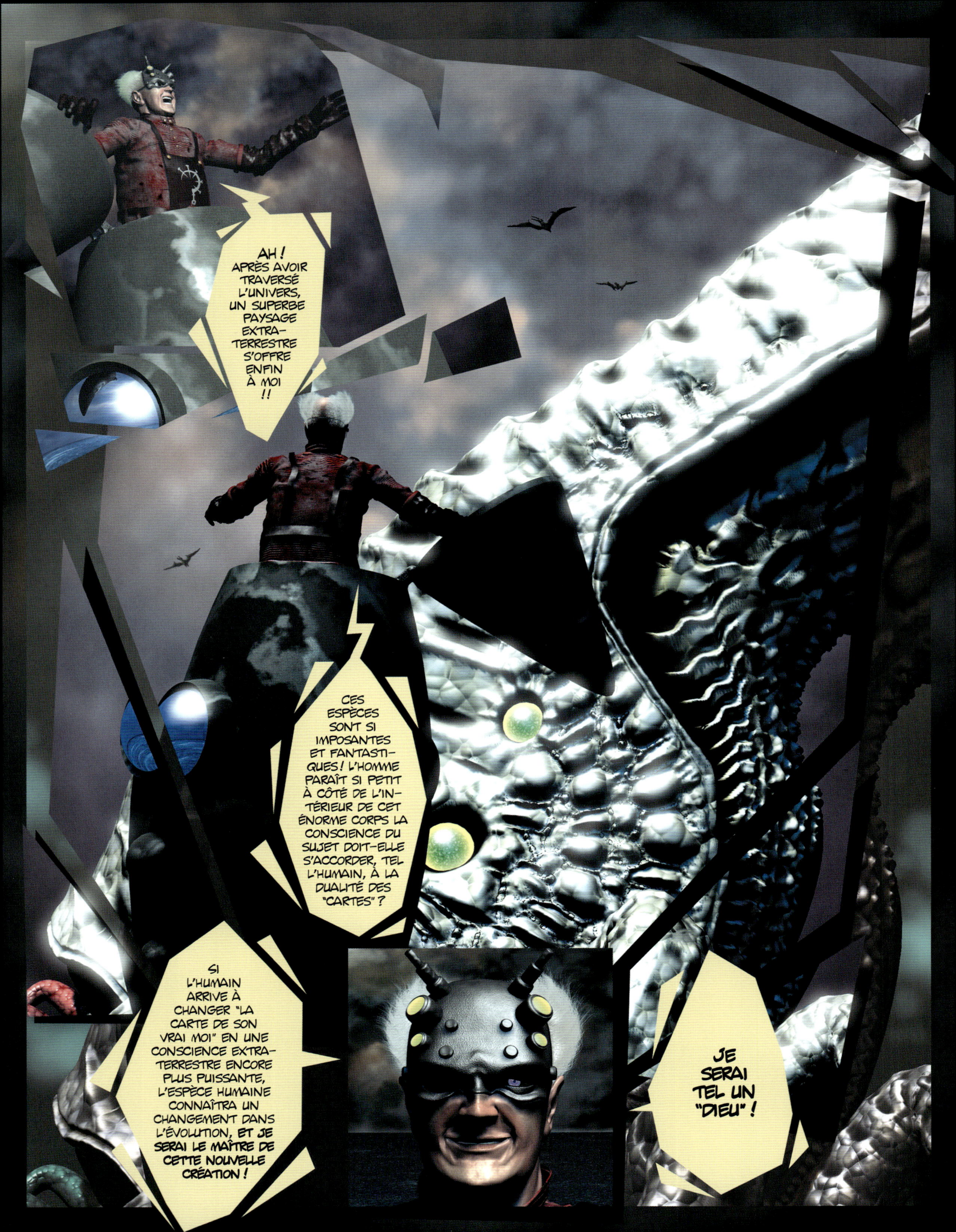
AH ! APRÈS AVOIR TRAVERSÉ L'UNIVERS, UN SUPERBE PAYSAGE EXTRA-TERRESTRE S'OFFRE ENFIN À MOI !!
CES ESPÈCES SONT SI IMPOSANTES ET FANTASTI-QUES ! L'HOMME PARAÎT SI PETIT À CÔTÉ DE L'IN-TÉRIEUR DE CET ÉNORME CORPS LA CONSCIENCE DU SUJET DOIT-ELLE S'ACCORDER, TEL L'HUMAIN, À LA DUALITÉ DES "CARTES" ?
SI L'HUMAIN ARRIVE À CHANGER "LA CARTE DE SON VRAI MOI" EN UNE CONSCIENCE EXTRA-TERRESTRE ENCORE PLUS PUISSANTE, L'ESPÈCE HUMAINE CONNAÎTRA UN CHANGEMENT DANS L'ÉVOLUTION, ET JE SERAI LE MAÎTRE DE CETTE NOUVELLE CRÉATION !
JE SERAI TEL UN "DIEU" !

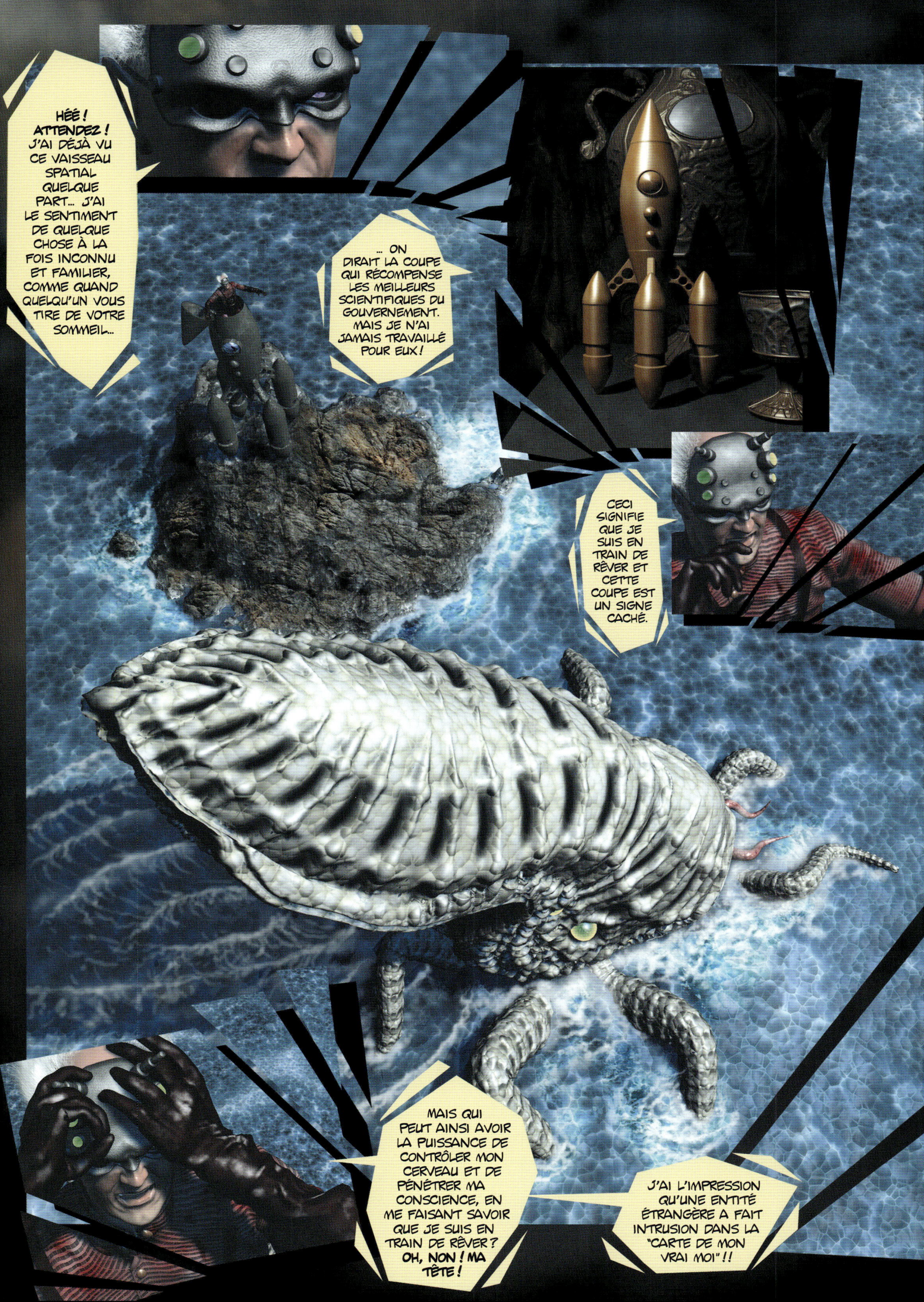
HÉÉ ! ATTENDEZ ! J'AI DÉJÀ VU CE VAISSEAU SPATIAL QUELQUE PART... J'AI LE SENTIMENT DE QUELQUE CHOSE À LA FOIS INCONNU ET FAMILIER, COMME QUAND QUELQU'UN VOUS TIRE DE VOTRE SOMMEIL...
... ON DIRAIT LA COUPE QUI RÉCOMPENSE LES MEILLEURS SCIENTIFIQUES DU GOUVERNEMENT. MAIS JE N'AI JAMAIS TRAVAILLÉ POUR EUX !
CECI SIGNIFIE QUE JE SUIS EN TRAIN DE RÊVER ET CETTE COUPE EST UN SIGNE CACHÉ.
MAIS QUI PEUT AINSI AVOIR LA PUISSANCE DE CONTRÔLER MON CERVEAU ET DE PÉNÉTRER MA CONSCIENCE, EN ME FAISANT SAVOIR QUE JE SUIS EN TRAIN DE RÊVER? OH, NON ! MA TÊTE !
J'AI L'IMPRESSION QU'UNE ENTITÉ ÉTRANGÈRE A FAIT INTRUSION DANS LA "CARTE DE MON VRAI MOI" !!

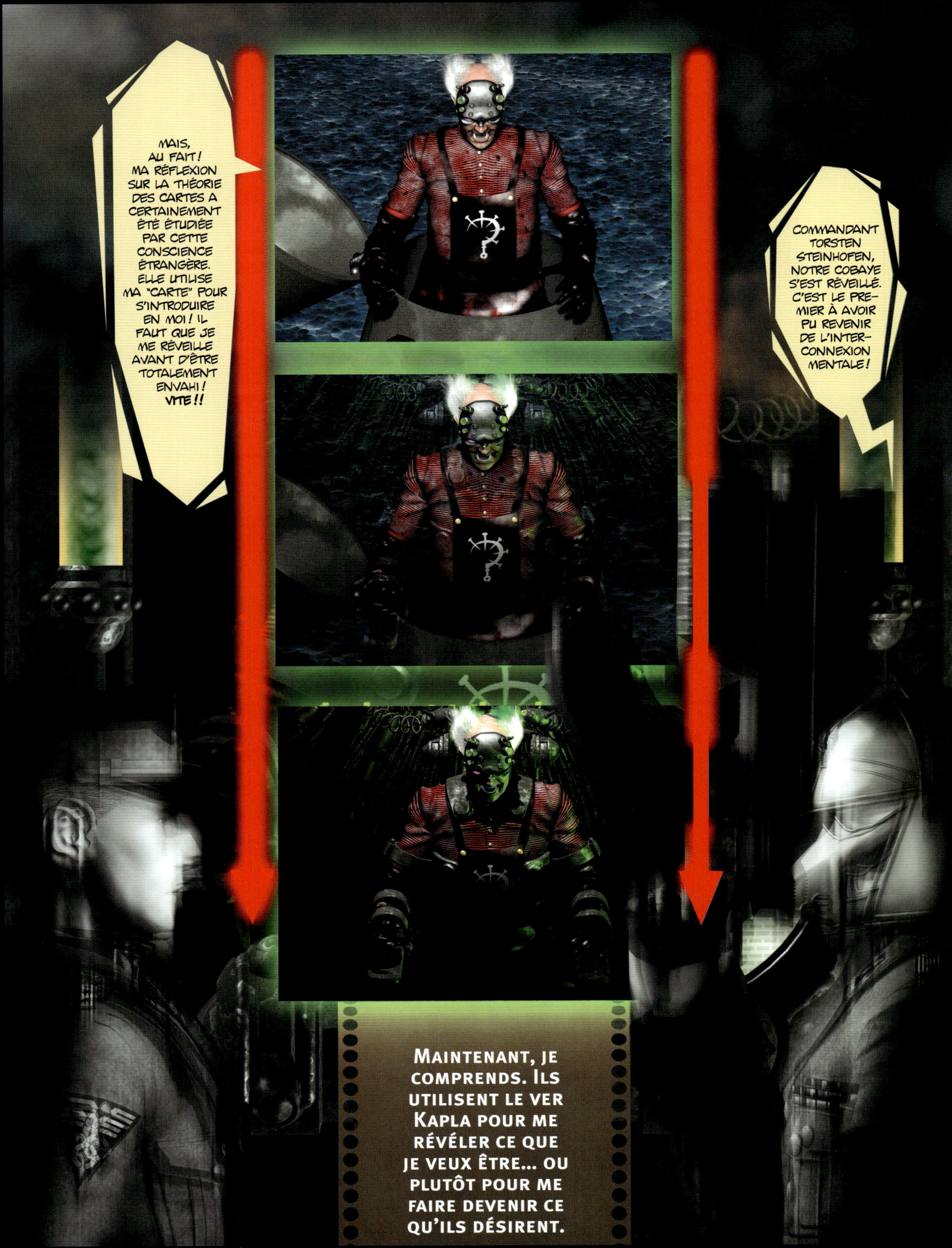
MAIS, AU FAIT ! MA RÉFLEXION SUR LA THÉORIE DES CARTES A CERTAINEMENT ÉTÉ ÉTUDIÉE PAR CETTE CONSCIENCE ÉTRANGÈRE. ELLE UTILISE MA "CARTE" POUR S'INTRODUIRE EN MOI ! IL FAUT QUE JE ME RÉVEILLE AVANT D'ÊTRE TOTALEMENT ENVAHI ! VITE !!
COMMANDANT TORSTEN STEINHOFEN, NOTRE COBAYE S'EST RÉVEILLÉ. C'EST LE PREMIER À AVOIR PU REVENIR DE L'INTERCONNEXION MENTALE !
MAINTENANT, JE COMPRENDS. ILS UTILISENT LE VER KAPLA POUR ME RÉVÉLER CE QUE JE VEUX ÊTRE... OU PLUTÔT POUR ME FAIRE DEVENIR CE QU'ILS DÉSIRENT.

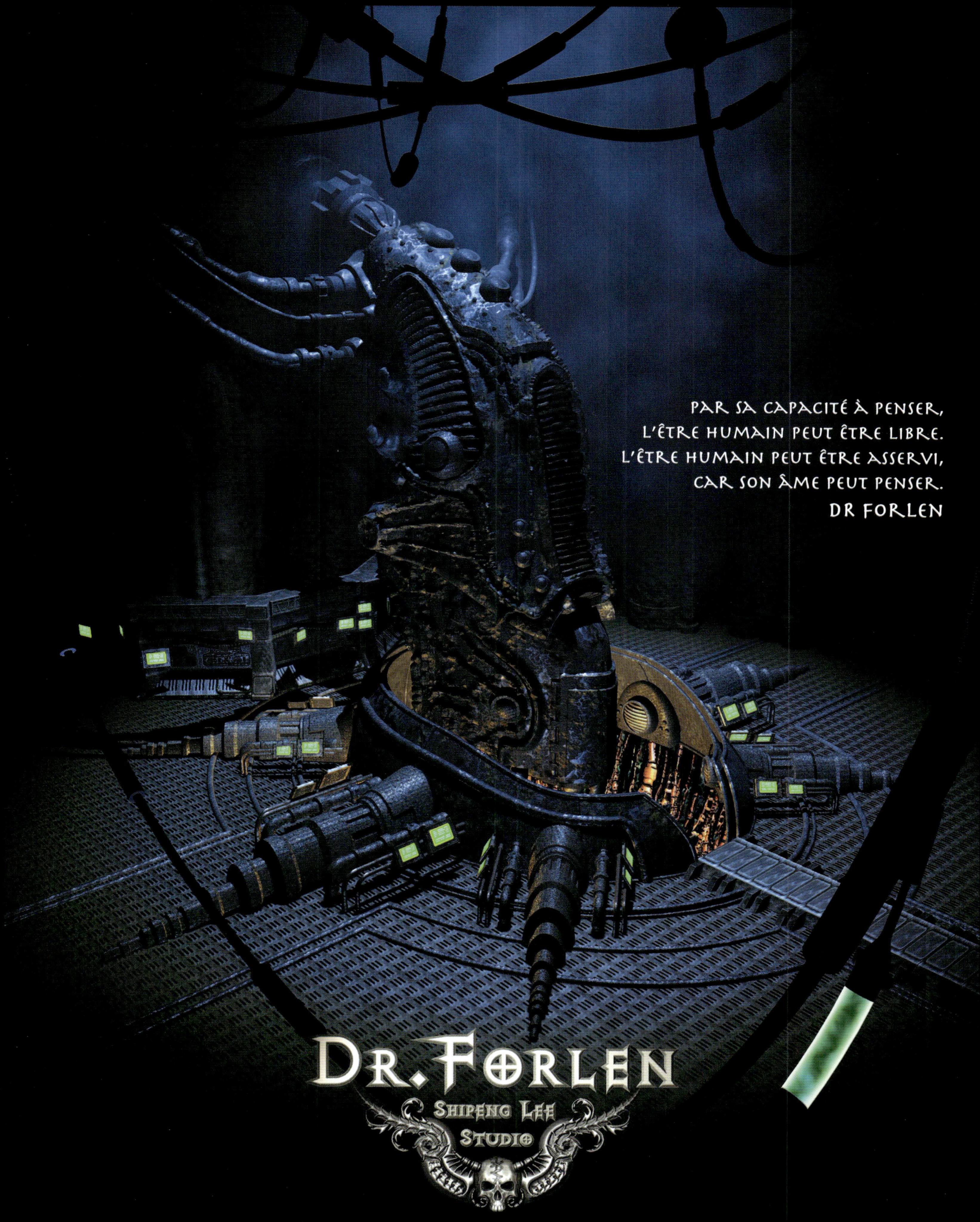
PAR SA CAPACITÉ À PENSER,
L'ÊTRE HUMAIN PEUT ÊTRE LIBRE.
L'ÊTRE HUMAIN PEUT ÊTRE ASSERVI,
CAR SON ÂME PEUT PENSER.
DR FORLEN
DR. FORLEN
SHIPENG LEE
STUDIO

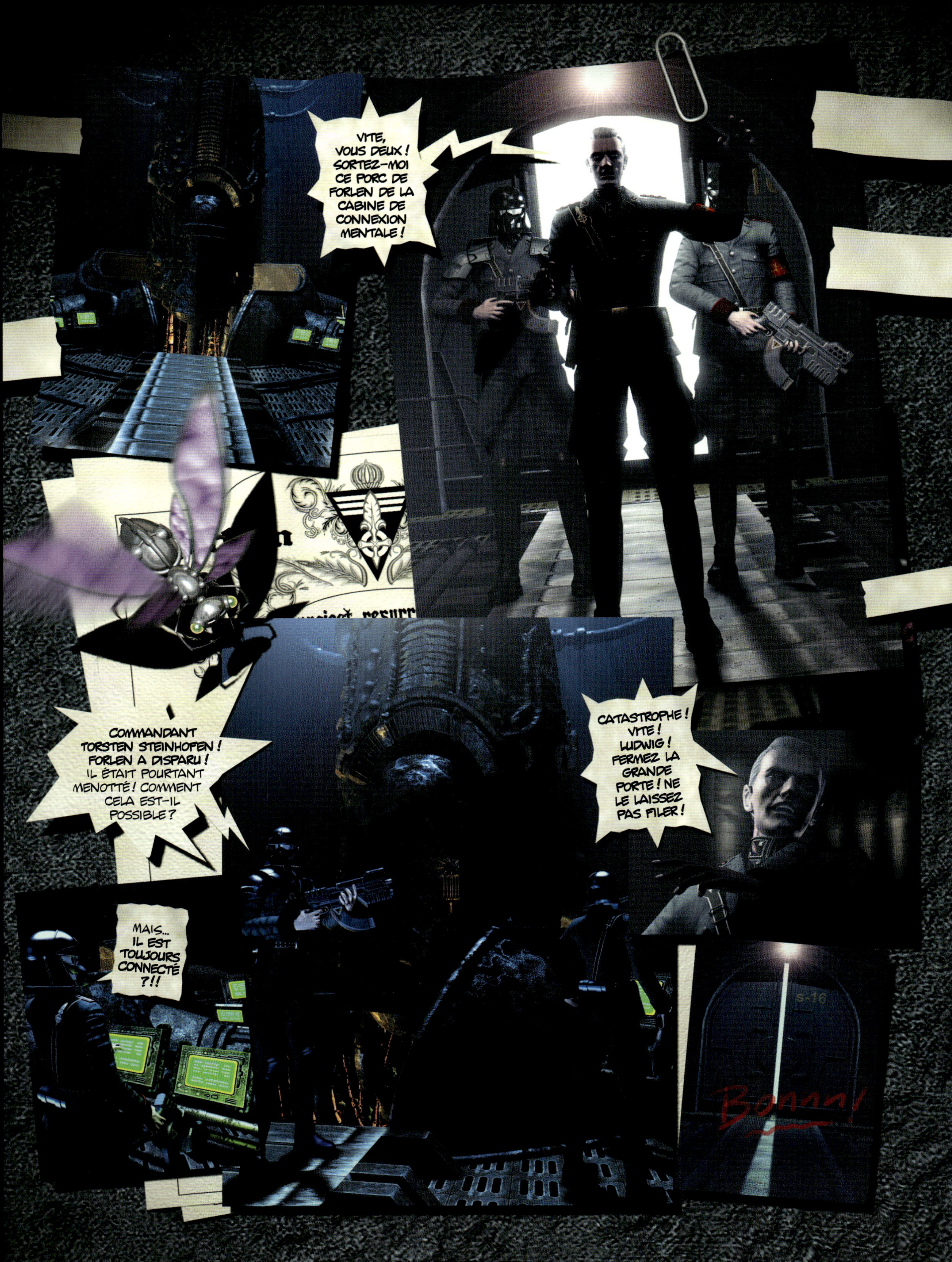
VITE, VOUS DEUX ! SORTEZ-MOI CE PORC DE FORLEN DE LA CABINE DE CONNEXION MENTALE !
COMMANDANT TORSTEN STEINHOFEN ! FORLEN A DISPARU ! IL ÉTAIT POURTANT MENOTTÉ ! COMMENT CELA EST-IL POSSIBLE ?
CATASTROPHE ! VITE ! LUDWIG ! FERMEZ LA GRANDE PORTE ! NE LE LAISSEZ PAS FILER !
MAIS... IL EST TOUJOURS CONNECTÉ ?!!
S-16
Bonnn!

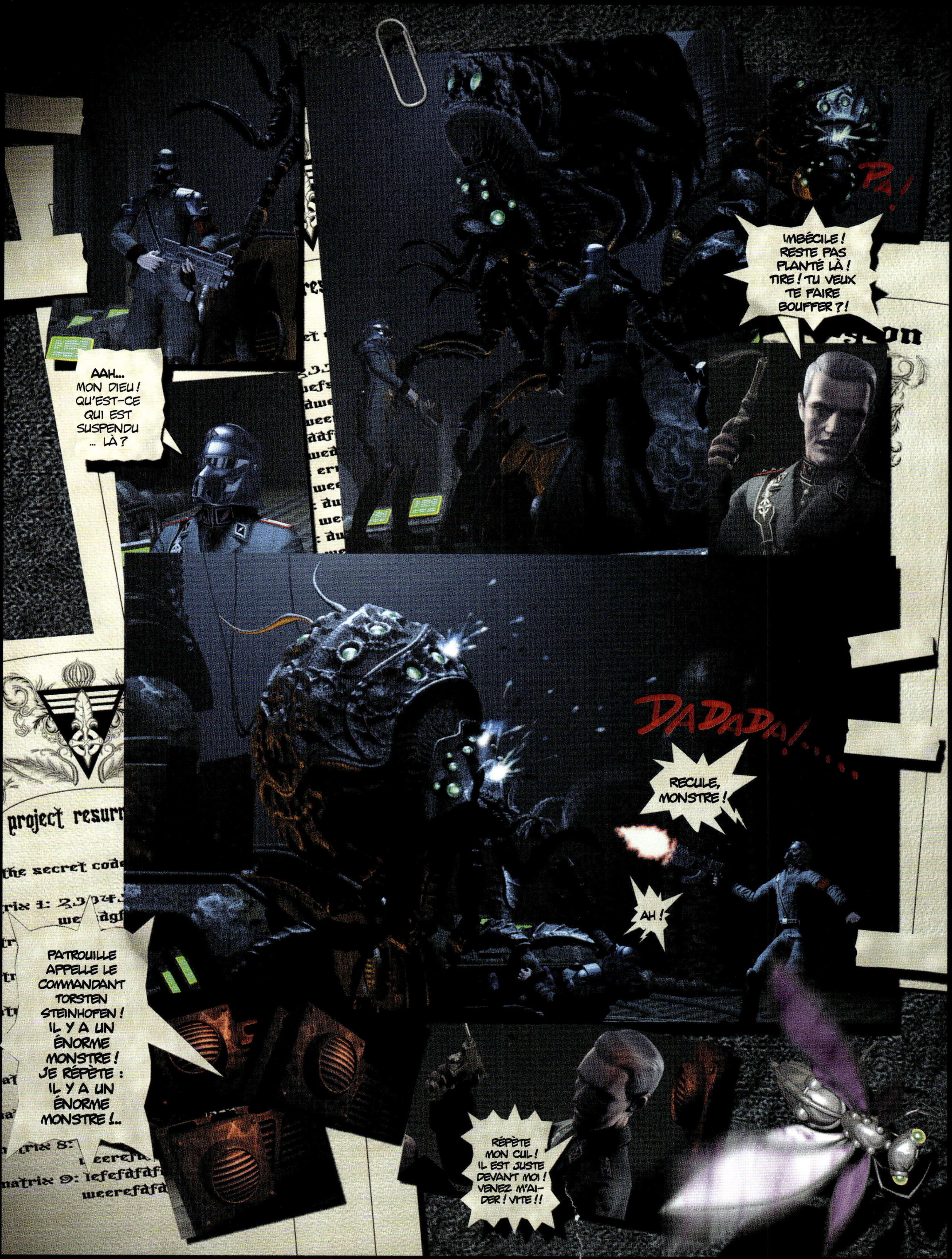
AAH... MON DIEU ! QU'EST-CE QUI EST SUSPENDU ... LÀ ?
PA !
IMBÉCILE ! RESTE PAS PLANTÉ LÀ ! TIRE ! TU VEUX TE FAIRE BOUFFER ?!
DADADA !.....
RECULE, MONSTRE !
AH !
PATROUILLE APPELLE LE COMMANDANT TORSTEN STEINHOFEN ! IL Y A UN ÉNORME MONSTRE ! JE RÉPÈTE : IL Y A UN ÉNORME MONSTRE !...
RÉPÈTE MON CUL ! IL EST JUSTE DEVANT MOI ! VENEZ M'AI-DER ! VITE !!

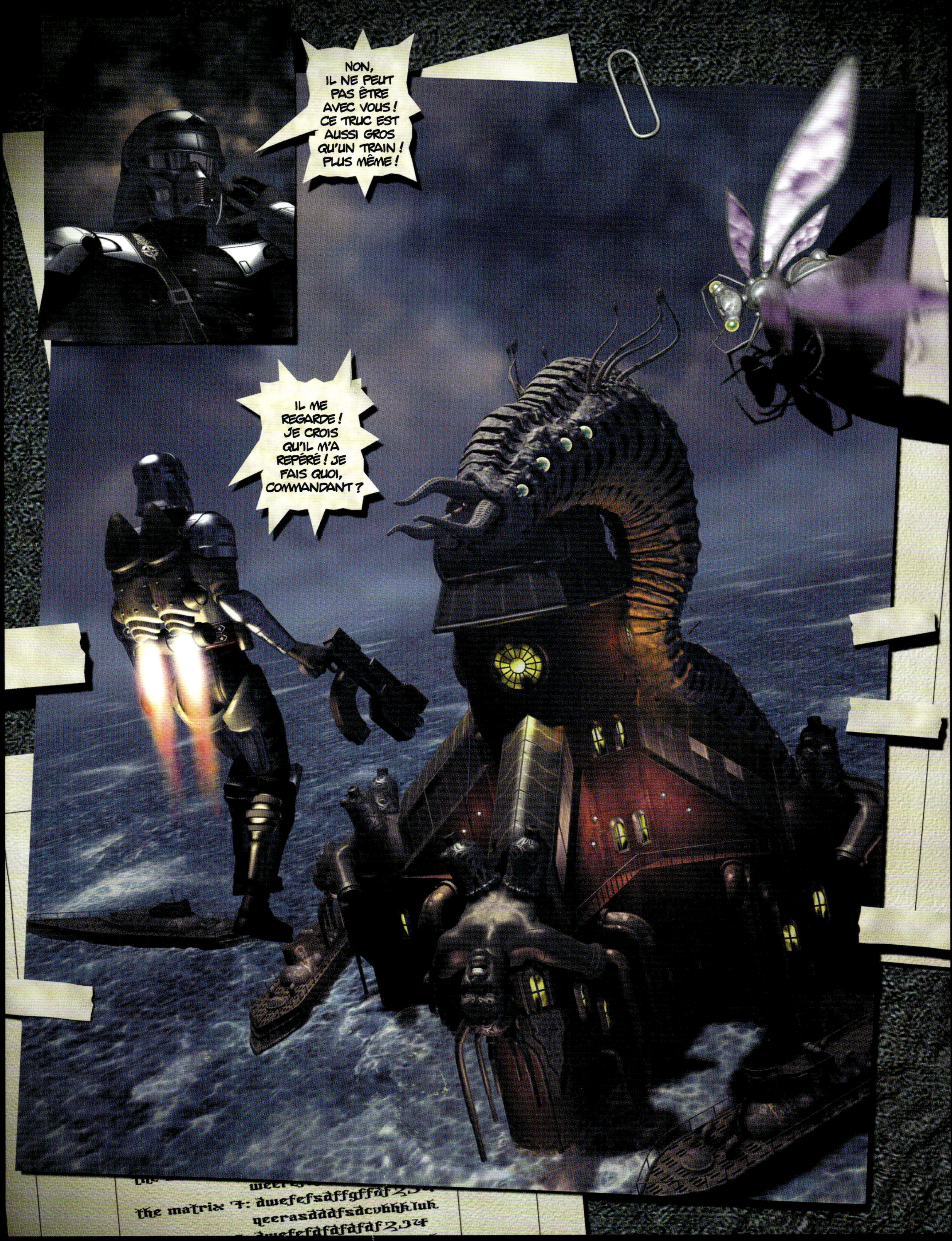
NON, IL NE PEUT PAS ÊTRE AVEC VOUS ! CE TRUC EST AUSSI GROS QU'UN TRAIN ! PLUS MÊME !
IL ME REGARDE ! JE CROIS QU'IL M'A REPÉRÉ ! JE FAIS QUOI, COMMANDANT ?
the matrix 7: dwefefsdffgffdf
qeerasdddfsdcvbhkluk

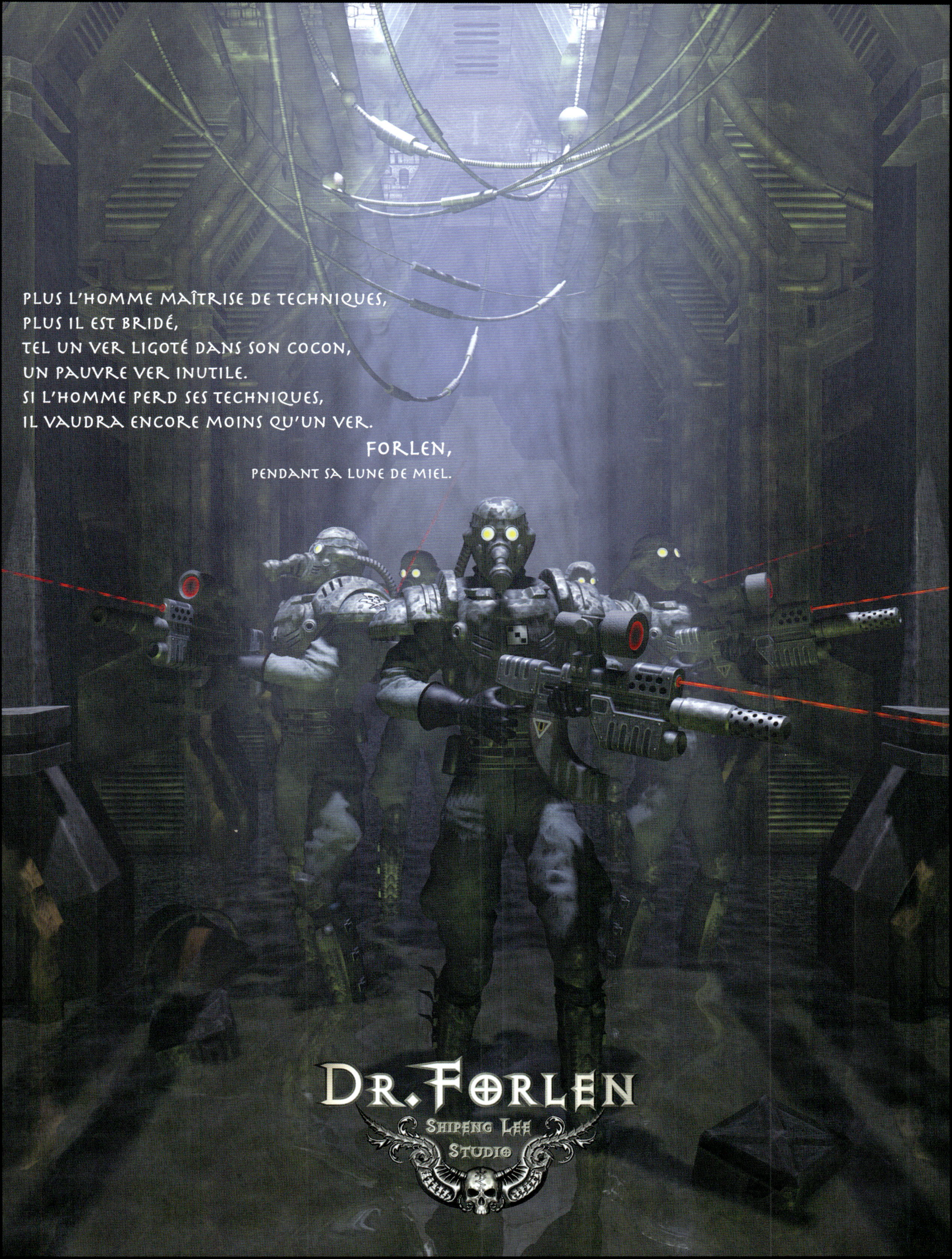
PLUS L'HOMME MAÎTRISE DE TECHNIQUES,
PLUS IL EST BRIDÉ,
TEL UN VER LIGOTÉ DANS SON COCON,
UN PAUVRE VER INUTILE.
SI L'HOMME PERD SES TECHNIQUES,
IL VAUDRA ENCORE MOINS QU'UN VER.
FORLEN,
PENDANT SA LUNE DE MIEL.
DR. FORLEN
SHIPENG LEE
STUDIO

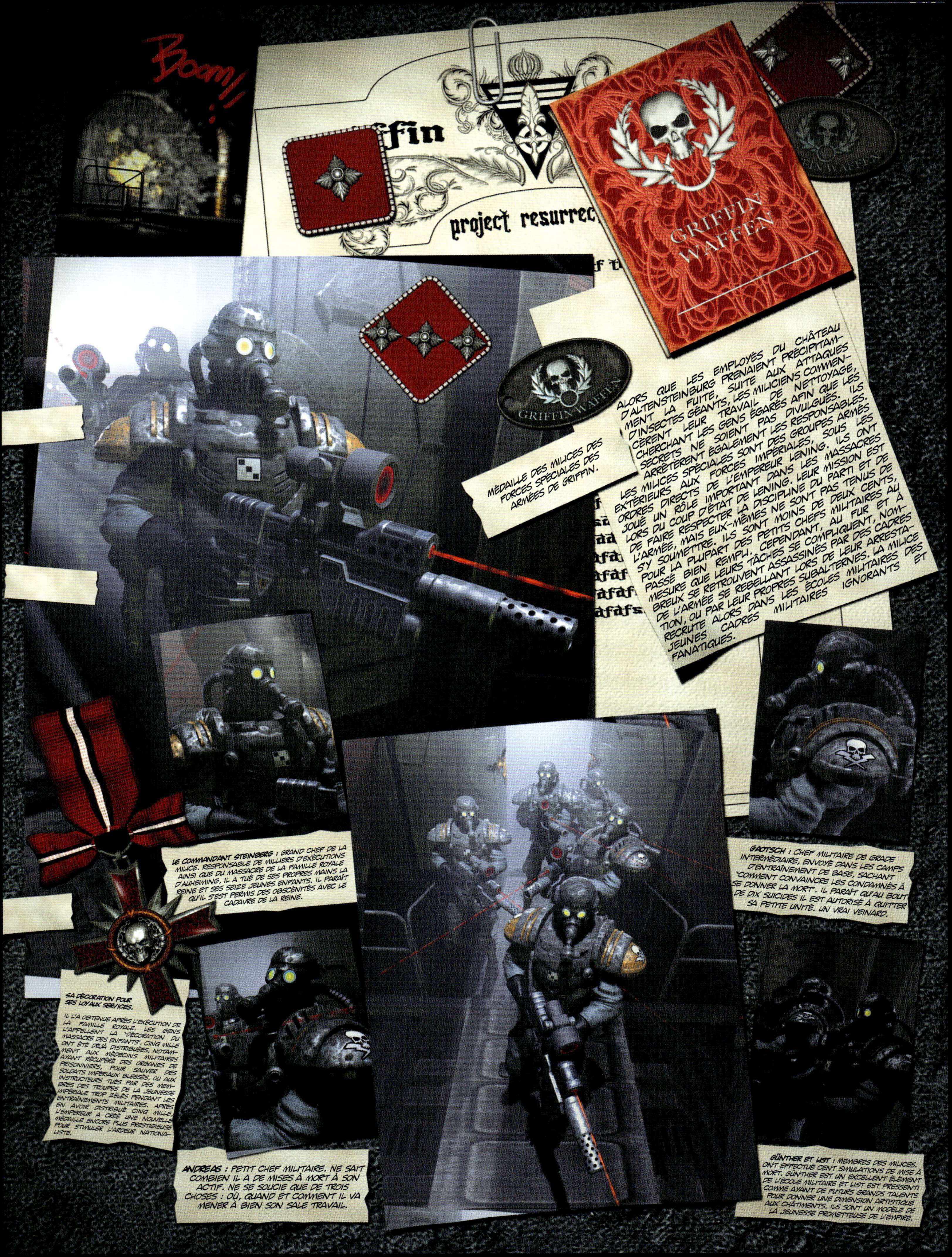
Médaille des milices des forces spéciales des armées de Griffin.
Alors que les employés du château
d'Altensteinburg prenaient précipitam-
ment la fuite, suite aux attaques
d'insectes géants, les miliciens commen-
cèrent leur travail de nettoyage,
cherchant les gens égarés afin que les
secrets ne soient pas divulgués. Ils
arrêtèrent également les responsables.
Les milices spéciales sont des groupes armés
extérieurs aux forces impériales, sous les
ordres directs de l'empereur Lening. Ils ont
joué un rôle important dans les massacres
lors du coup d'état de Lening. Leur mission est
de faire respecter la discipline du parti et de
l'armée, mais eux-mêmes ne sont pas tenus de
s'y soumettre. Ils sont moins de deux cents,
pour la plupart des petits chefs militaires au
passé bien rempli. Cependant, au fur et à
mesure que leurs tâches se compliquent, nom-
breux se retrouvent assassinés par des cadres
de l'armée se rebellant lors de leur arresta-
tion, ou par leur propres subalternes. La milice
recrute alors dans les écoles militaires des
jeunes cadres militaires ignorants et
fanatiques.
Le commandant Steinberg : grand chef de la milice. Responsable de milliers d'exécutions ainsi que du massacre de la famille royale d'Auheiming, il a tué de ses propres mains la reine et ses seize jeunes enfants. Il paraît qu'il s'est permis des obscénités avec le cadavre de la reine.
Gaotsch : chef militaire de grade intermédiaire, envoyé dans les camps d'entraînement de base, sachant "comment convaincre les condamnés à se donner la mort". Il paraît qu'au bout de dix suicides il est autorisé à quitter sa petite unité. Un vrai veinard.
Sa décoration pour ses loyaux services.
Il l'a obtenue après l'exécution de
la famille royale. Les gens
l'appellent la "Décoration du
massacre des enfants". Cinq mille
ont été déjà distribuées, notam-
ment aux médecins militaires
ayant récupéré des organes de
prisonniers, pour sauver des
soldats impériaux blessés, ou aux
instructeurs tués par des mem-
bres des troupes de la jeunesse
impériale trop zélés pendant les
entraînements militaires. Après
en avoir distribué cinq mille,
l'empereur a créé une nouvelle
médaille encore plus prestigieuse
pour stimuler l'ardeur nationa-
liste.
Andreas : petit chef militaire. Ne sait combien il a de mises à mort à son actif. Ne se soucie que de trois choses : où, quand et comment il va mener à bien son sale travail.
Günther et List : membres des milices. Ont effectué cent simulations de mise à mort. Günther est un excellent élément de l'école militaire et List est pressenti comme ayant de futurs grands talents pour donner une dimension artistique aux châtiments. Ils sont un modèle de la jeunesse prometteuse de l'empire.

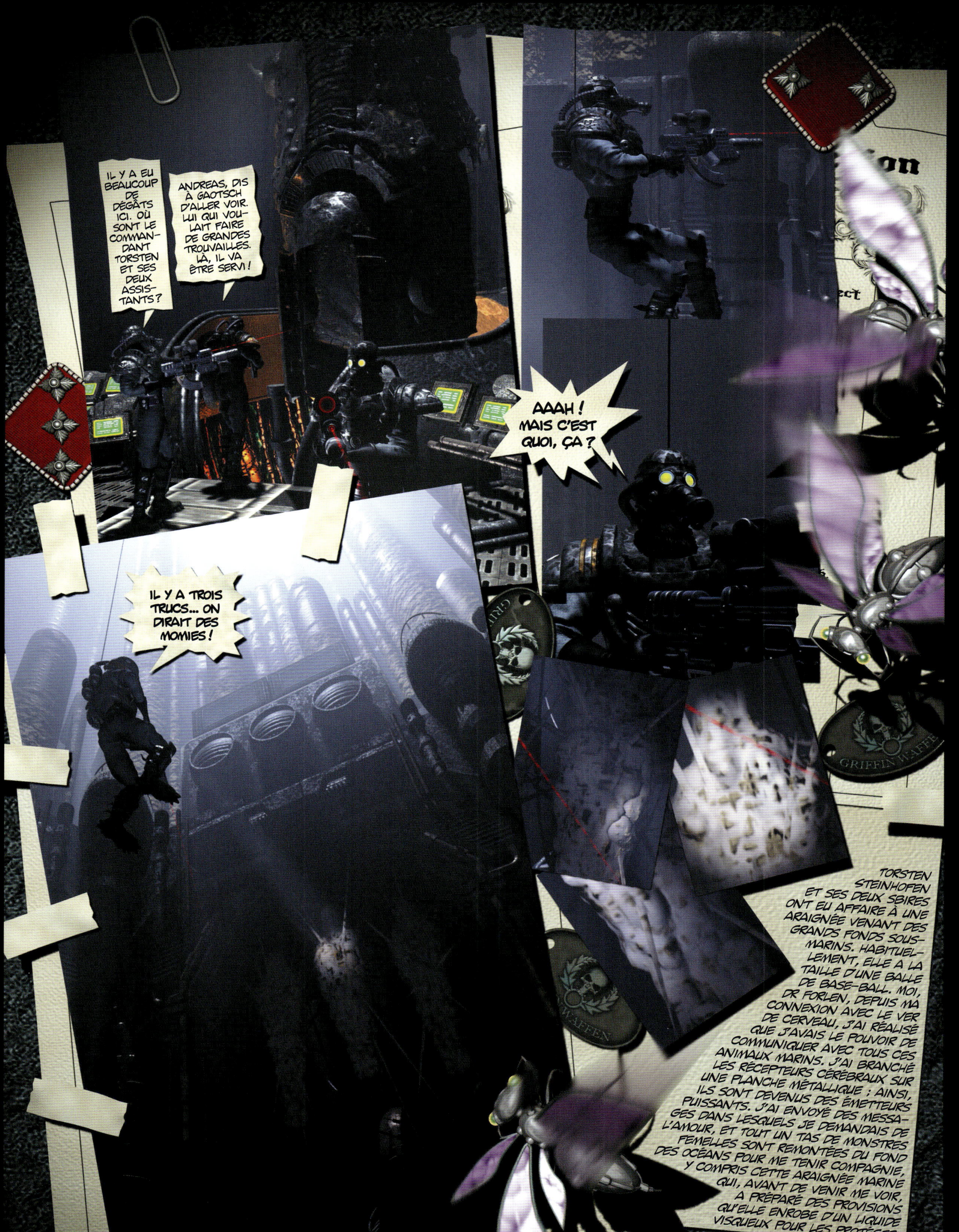
IL Y A EU BEAUCOUP DE DÉGÂTS ICI. OÙ SONT LE COMMANDANT TORSTEN ET SES DEUX ASSISTANTS?
ANDREAS, DIS À GAOTSCH D'ALLER VOIR. LUI QUI VOULAIT FAIRE DE GRANDES TROUVAILLES. LÀ, IL VA ÊTRE SERVI !
AAAH ! MAIS C'EST QUOI, ÇA ?
IL Y A TROIS TRUCS... ON DIRAIT DES MOMIES !
GRIFFIN WAFFE
TORSTEN
STEINHOFEN
ET SES DEUX SBIRES
ONT EU AFFAIRE À UNE
ARAIGNÉE VENANT DES
GRANDS FONDS SOUS-
MARINS. HABITUEL-
LEMENT, ELLE A LA
TAILLE D'UNE BALLE
DE BASE-BALL. MOI,
DR FORLEN, DEPUIS MA
CONNEXION AVEC LE VER
DE CERVEAU, J'AI RÉALISÉ
QUE J'AVAIS LE POUVOIR DE
COMMUNIQUER AVEC TOUS CES
ANIMAUX MARINS. J'AI BRANCHÉ
LES RÉCEPTEURS CÉRÉBRAUX SUR
UNE PLANCHE MÉTALLIQUE ; AINSI,
ILS SONT DEVENUS DES ÉMETTEURS
PUISSANTS. J'AI ENVOYÉ DES MESSA-
GES DANS LESQUELS JE DEMANDAIS DE
L'AMOUR, ET TOUT UN TAS DE MONSTRES
FEMELLES SONT REMONTÉES DU FOND
DES OCÉANS POUR ME TENIR COMPAGNIE,
Y COMPRIS CETTE ARAIGNÉE MARINE
QUI, AVANT DE VENIR ME VOIR,
A PRÉPARÉ DES PROVISIONS
QU'ELLE ENROBE D'UN LIQUIDE
VISQUEUX POUR LES PROTÉGER.

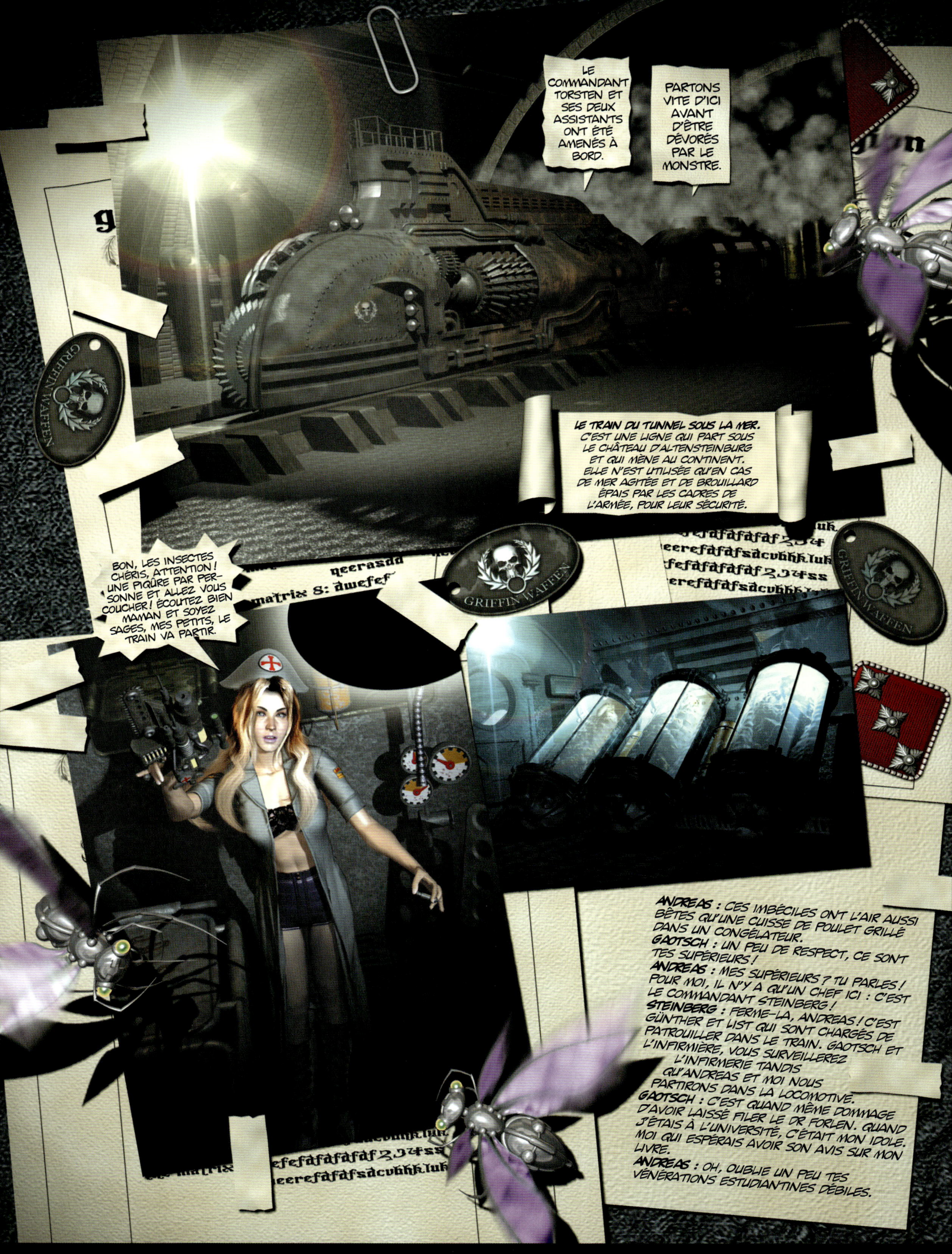
LE COMMANDANT TORSTEN ET SES DEUX ASSISTANTS ONT ÉTÉ AMENÉS À BORD.
PARTONS VITE D'ICI AVANT D'ÊTRE DÉVORÉS PAR LE MONSTRE.
GRIFFIN WAFFEN
LE TRAIN DU TUNNEL SOUS LA MER. C'EST UNE LIGNE QUI PART SOUS LE CHÂTEAU D'ALTENSTEINBURG ET QUI MÈNE AU CONTINENT. ELLE N'EST UTILISÉE QU'EN CAS DE MER AGITÉE ET DE BROUILLARD ÉPAIS PAR LES CADRES DE L'ARMÉE, POUR LEUR SÉCURITÉ.
BON, LES INSECTES CHÉRIS, ATTENTION ! UNE PIQÛRE PAR PERSONNE ET ALLEZ VOUS COUCHER ! ÉCOUTEZ BIEN MAMAN ET SOYEZ SAGES, MES PETITS, LE TRAIN VA PARTIR.
ANDREAS : CES IMBÉCILES ONT L'AIR AUSSI BÊTES QU'UNE CUISSE DE POULET GRILLÉ DANS UN CONGÉLATEUR.
GAOTSCH : UN PEU DE RESPECT, CE SONT TES SUPÉRIEURS !
ANDREAS : MES SUPÉRIEURS ? TU PARLES ! POUR MOI, IL N'Y A QU'UN CHEF ICI : C'EST LE COMMANDANT STEINBERG !
STEINBERG : FERME-LA, ANDREAS ! C'EST GÜNTHER ET LIST QUI SONT CHARGÉS DE PATROUILLER DANS LE TRAIN. GAOTSCH ET L'INFIRMIÈRE, VOUS SURVEILLEREZ L'INFIRMERIE TANDIS QU'ANDREAS ET MOI NOUS PARTIRONS DANS LA LOCOMOTIVE.
GAOTSCH : C'EST QUAND MÊME DOMMAGE D'AVOIR LAISSÉ FILER LE DR FORLEN. QUAND J'ÉTAIS À L'UNIVERSITÉ, C'ÉTAIT MON IDOLE. MOI QUI ESPÉRAIS AVOIR SON AVIS SUR MON LIVRE.
ANDREAS : OH, OUBLIE UN PEU TES VÉNÉRATIONS ESTUDIANTINES DÉBILES.

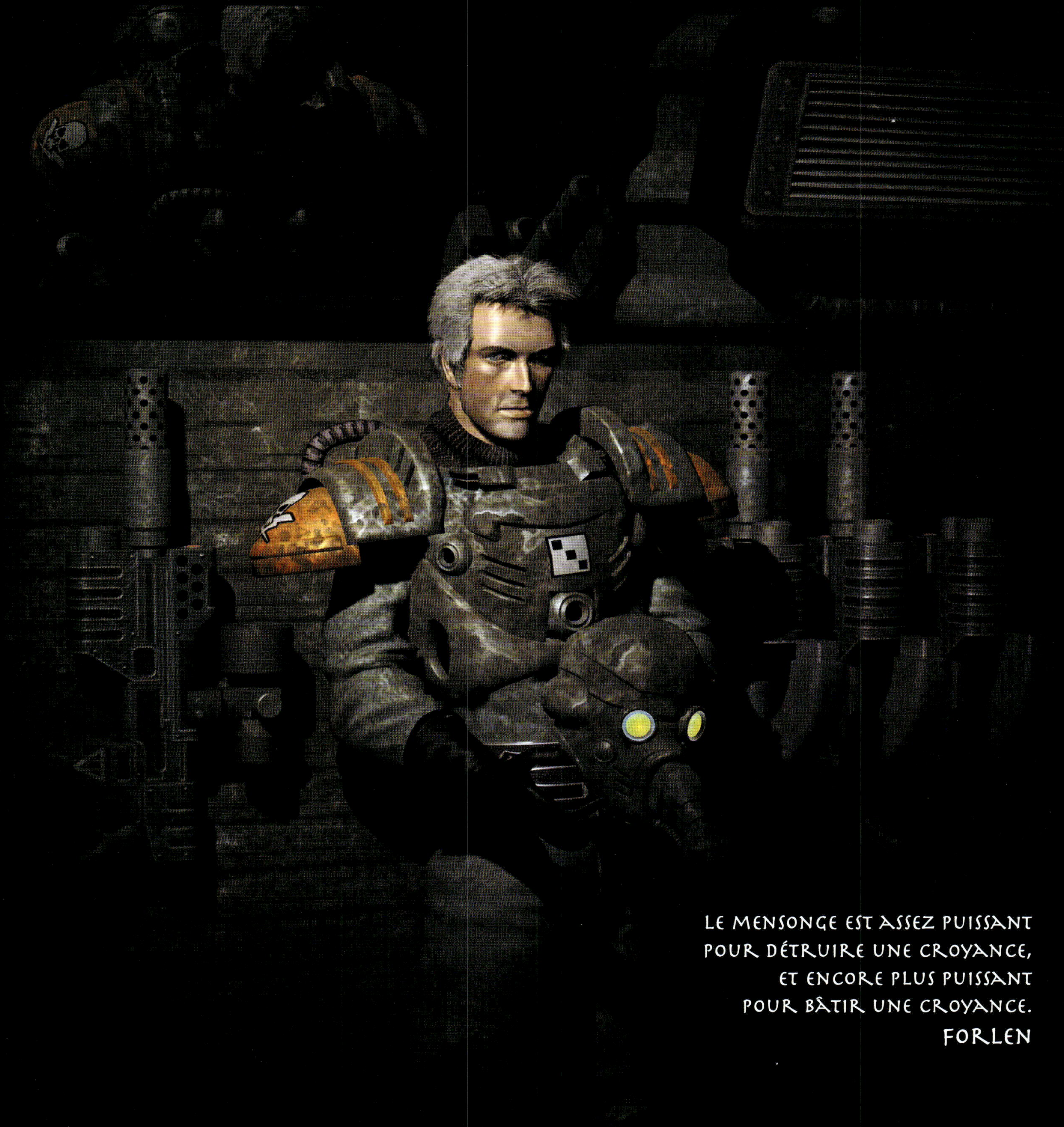

LE MENSONGE EST ASSEZ PUISSANT
POUR DÉTRUIRE UNE CROYANCE,
ET ENCORE PLUS PUISSANT
POUR BÂTIR UNE CROYANCE.
FORLEN

DR. FORLEN

SHIPENG LEE STUDIO

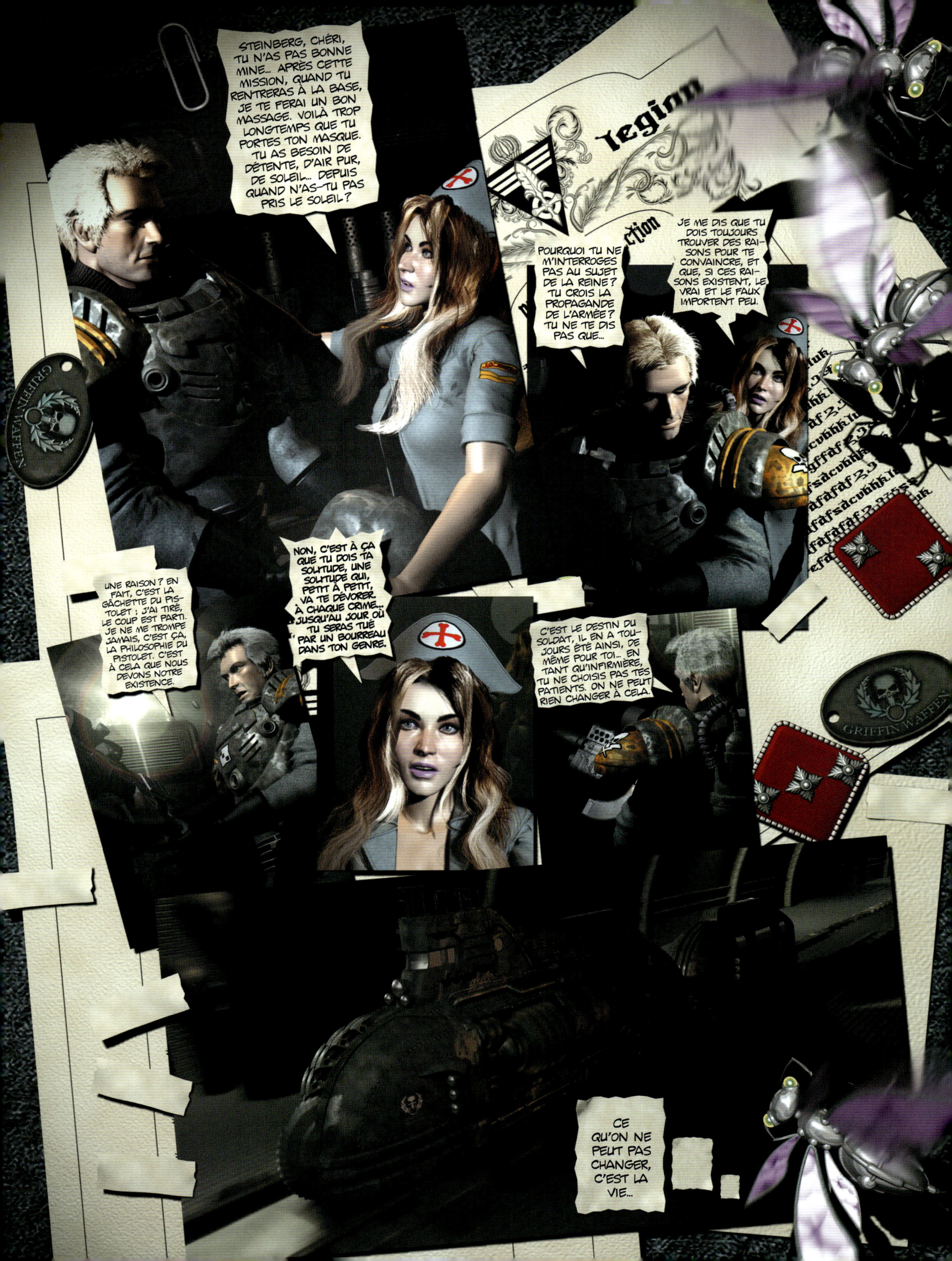

STEINBERG, CHÉRI, TU N'AS PAS BONNE MINE... APRÈS CETTE MISSION, QUAND TU RENTRERAS À LA BASE, JE TE FERAI UN BON MASSAGE. VOILÀ TROP LONGTEMPS QUE TU PORTES TON MASQUE. TU AS BESOIN DE DÉTENTE, D'AIR PUR, DE SOLEIL... DEPUIS QUAND N'AS-TU PAS PRIS LE SOLEIL?
legion
POURQUOI TU NE M'INTERROGES PAS AU SUJET DE LA REINE? TU CROIS LA PROPAGANDE DE L'ARMÉE? TU NE TE DIS PAS QUE...
JE ME DIS QUE TU DOIS TOUJOURS TROUVER DES RAISONS POUR TE CONVAINCRE, ET QUE, SI CES RAISONS EXISTENT, LE VRAI ET LE FAUX IMPORTENT PEU.
GRIFFIN WAFFEN
UNE RAISON? EN FAIT, C'EST LA GÂCHETTE DU PISTOLET ; J'AI TIRÉ, LE COUP EST PARTI. JE NE ME TROMPE JAMAIS, C'EST ÇA, LA PHILOSOPHIE DU PISTOLET. C'EST À CELA QUE NOUS DEVONS NOTRE EXISTENCE.
NON, C'EST À ÇA QUE TU DOIS TA SOLITUDE, UNE SOLITUDE QUI, PETIT À PETIT, VA TE DÉVORER. À CHAQUE CRIME... JUSQU'AU JOUR OÙ TU SERAS TUÉ PAR UN BOURREAU DANS TON GENRE.
C'EST LE DESTIN DU SOLDAT, IL EN A TOUJOURS ÉTÉ AINSI, DE MÊME POUR TOI... EN TANT QU'INFIRMIÈRE, TU NE CHOISIS PAS TES PATIENTS. ON NE PEUT RIEN CHANGER À CELA.
GRIFFIN WAFFEN
CE QU'ON NE PEUT PAS CHANGER, C'EST LA VIE...

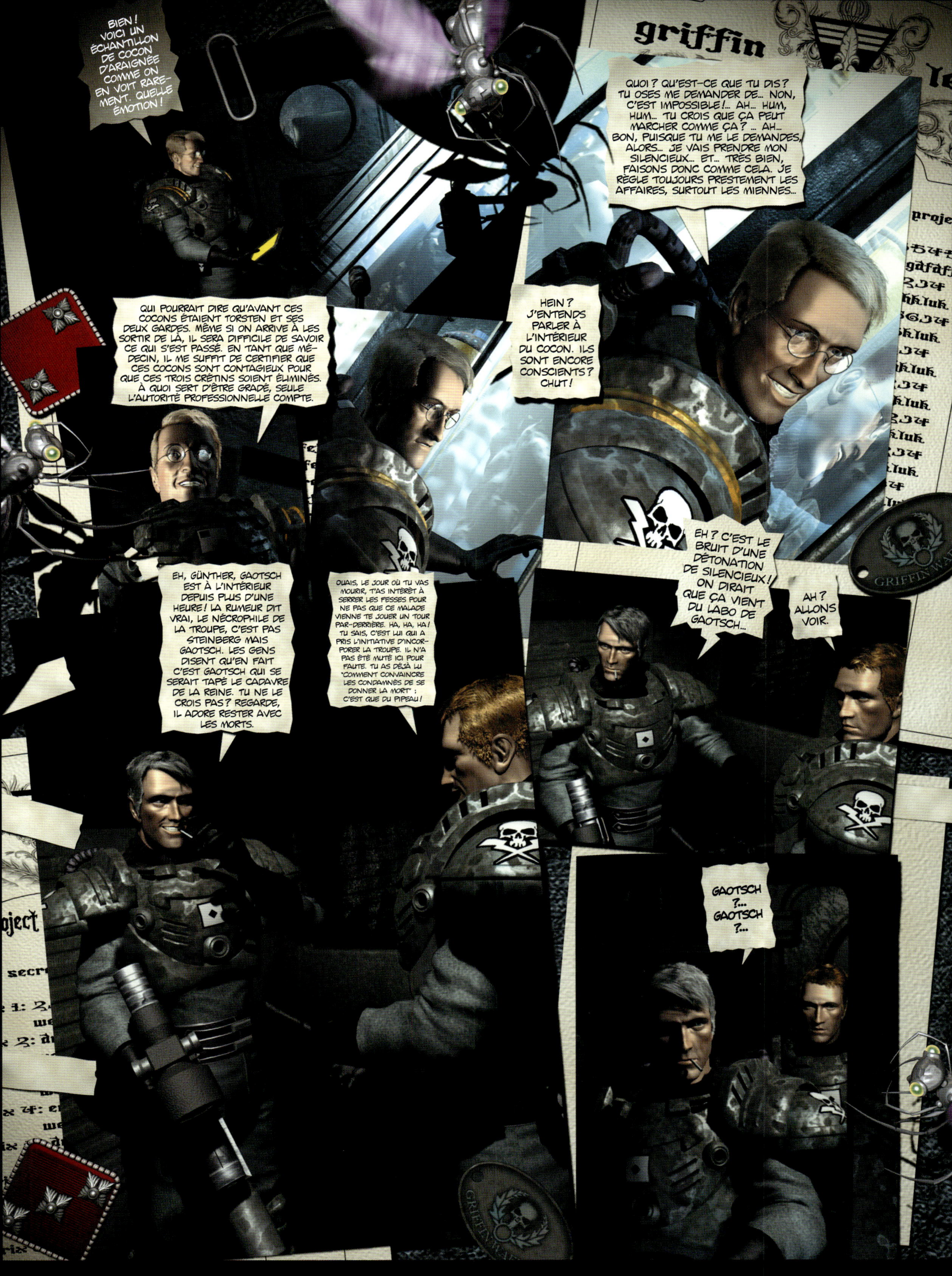
BIEN ! VOICI UN ÉCHANTILLON DE COCON D'ARAIGNÉE COMME ON EN VOIT RARE-MENT. QUELLE ÉMOTION !
QUOI ? QU'EST-CE QUE TU DIS ? TU OSES ME DEMANDER DE... NON, C'EST IMPOSSIBLE !... AH... HUM, HUM... TU CROIS QUE ÇA PEUT MARCHER COMME ÇA ? ... AH... BON, PUISQUE TU ME LE DEMANDES, ALORS... JE VAIS PRENDRE MON SILENCIEUX... ET... TRÈS BIEN, FAISONS DONC COMME CELA. JE RÈGLE TOUJOURS PRESTEMENT LES AFFAIRES, SURTOUT LES MIENNES...
QUI POURRAIT DIRE QU'AVANT CES COCONS ÉTAIENT TORSTEN ET SES DEUX GARDES. MÊME SI ON ARRIVE À LES SORTIR DE LÀ, IL SERA DIFFICILE DE SAVOIR CE QUI S'EST PASSÉ. EN TANT QUE MÉDECIN, IL ME SUFFIT DE CERTIFIER QUE CES COCONS SONT CONTAGIEUX POUR QUE CES TROIS CRÉTINS SOIENT ÉLIMINÉS. À QUOI SERT D'ÊTRE GRADÉ, SEULE L'AUTORITÉ PROFESSIONNELLE COMPTE.
HEIN ? J'ENTENDS PARLER À L'INTÉRIEUR DU COCON. ILS SONT ENCORE CONSCIENTS ? CHUT !
EH, GÜNTHER, GAOTSCH EST À L'INTÉRIEUR DEPUIS PLUS D'UNE HEURE ! LA RUMEUR DIT VRAI, LE NÉCROPHILE DE LA TROUPE, C'EST PAS STEINBERG MAIS GAOTSCH. LES GENS DISENT QU'EN FAIT C'EST GAOTSCH QUI SE SERAIT TAPÉ LE CADAVRE DE LA REINE. TU NE LE CROIS PAS ? REGARDE, IL ADORE RESTER AVEC LES MORTS.
OUAIS, LE JOUR OÙ TU VAS MOURIR, T'AS INTÉRÊT À SERRER LES FESSES POUR NE PAS QUE CE MALADE VIENNE TE JOUER UN TOUR PAR-DERRIÈRE. HA, HA, HA ! TU SAIS, C'EST LUI QUI A PRIS L'INITIATIVE D'INCORPORER LA TROUPE. IL N'A PAS ÉTÉ MUTÉ ICI POUR FAUTE. TU AS DÉJÀ LU "COMMENT CONVAINCRE LES CONDAMNÉS DE SE DONNER LA MORT" ; C'EST QUE DU PIPEAU !
EH ? C'EST LE BRUIT D'UNE DÉTONATION DE SILENCIEUX ! ON DIRAIT QUE ÇA VIENT DU LABO DE GAOTSCH...
AH ? ALLONS VOIR.
GAOTSCH ?... GAOTSCH ?...

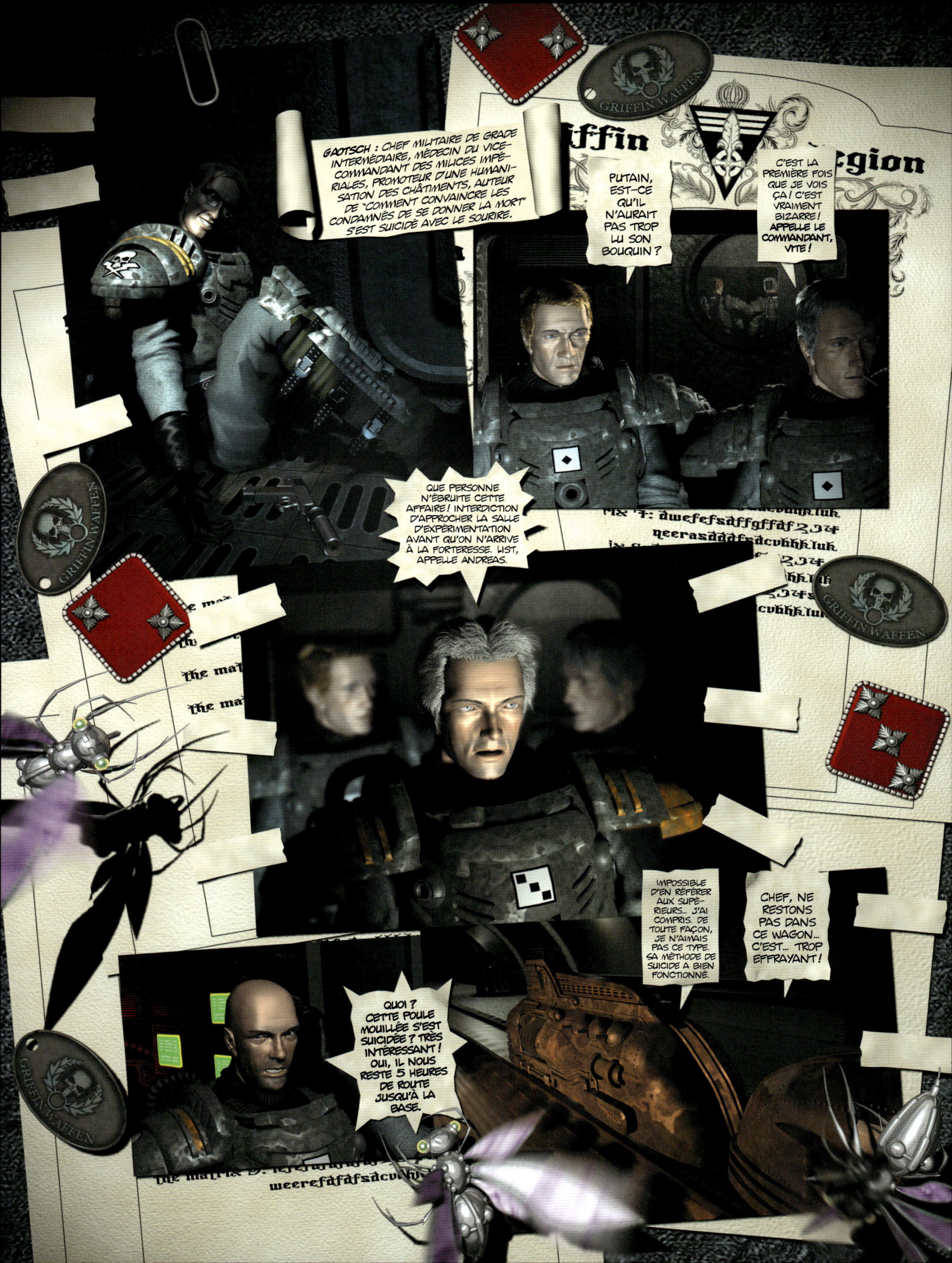
GAOTSCH : CHEF MILITAIRE DE GRADE INTERMÉDIAIRE, MÉDECIN DU VICE-COMMANDANT DES MILICES IMPÉRIALES, PROMOTEUR D'UNE HUMANISATION DES CHÂTIMENTS, AUTEUR DE "COMMENT CONVAINCRE LES CONDAMNÉS DE SE DONNER LA MORT" S'EST SUICIDÉ AVEC LE SOURIRE.
PUTAIN, EST-CE QU'IL N'AURAIT PAS TROP LU SON BOUQUIN ?
C'EST LA PREMIÈRE FOIS QUE JE VOIS ÇA ! C'EST VRAIMENT BIZARRE ! APPELLE LE COMMANDANT, VITE !
QUE PERSONNE N'ÉBRUITE CETTE AFFAIRE ! INTERDICTION D'APPROCHER LA SALLE D'EXPÉRIMENTATION AVANT QU'ON N'ARRIVE À LA FORTERESSE. LIST, APPELLE ANDREAS.
IMPOSSIBLE D'EN RÉFÉRER AUX SUPÉRIEURS... J'AI COMPRIS. DE TOUTE FAÇON, JE N'AIMAIS PAS CE TYPE. SA MÉTHODE DE SUICIDE A BIEN FONCTIONNÉ.
CHEF, NE RESTONS PAS DANS CE WAGON... C'EST... TROP EFFRAYANT !
QUOI ? CETTE POULE MOUILLÉE S'EST SUICIDÉE ? TRÈS INTÉRESSANT ! OUI, IL NOUS RESTE 5 HEURES DE ROUTE JUSQU'À LA BASE.

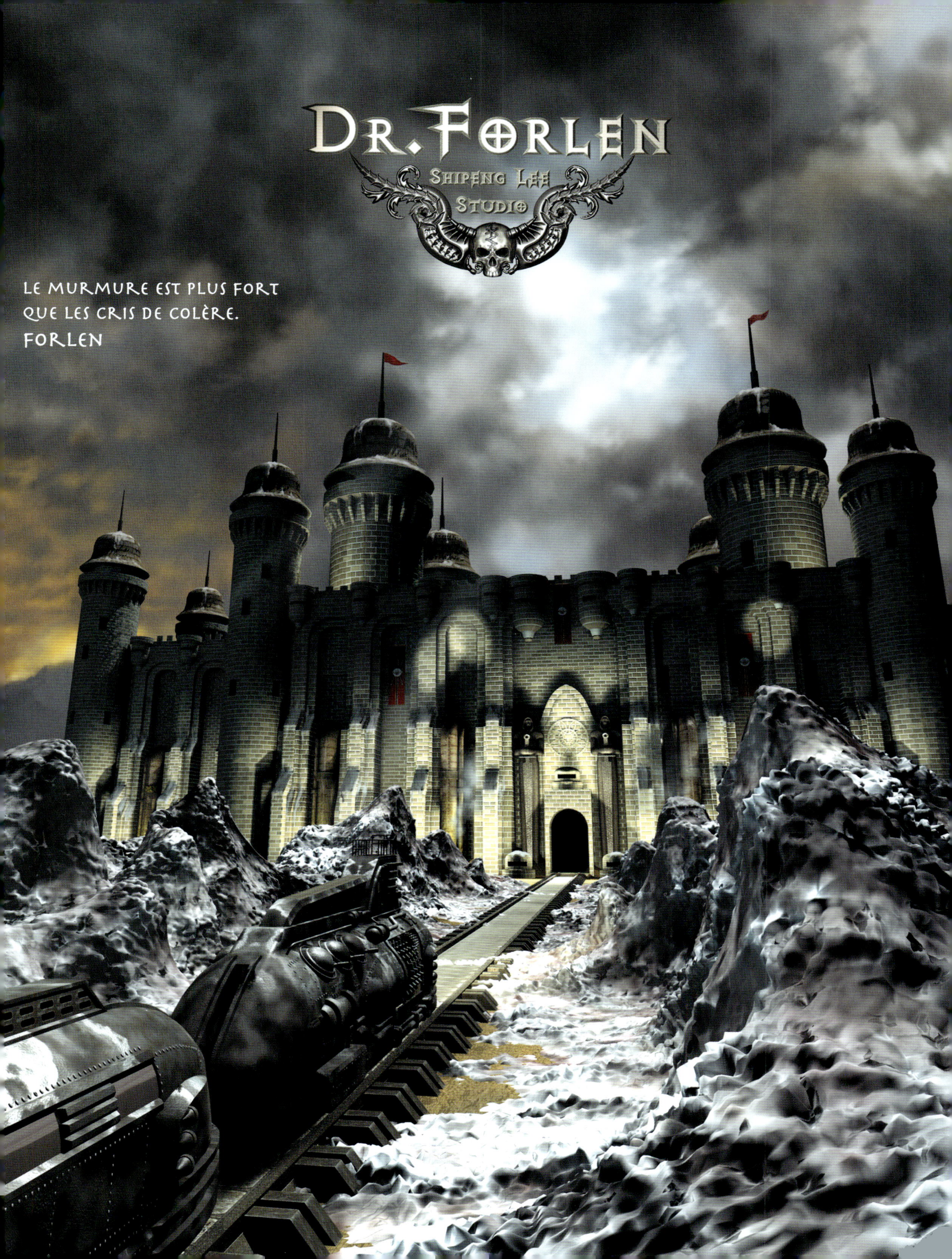
Dr. Forlen
Shipeng Lee Studio
Le murmure est plus fort
que les cris de colère.
Forlen

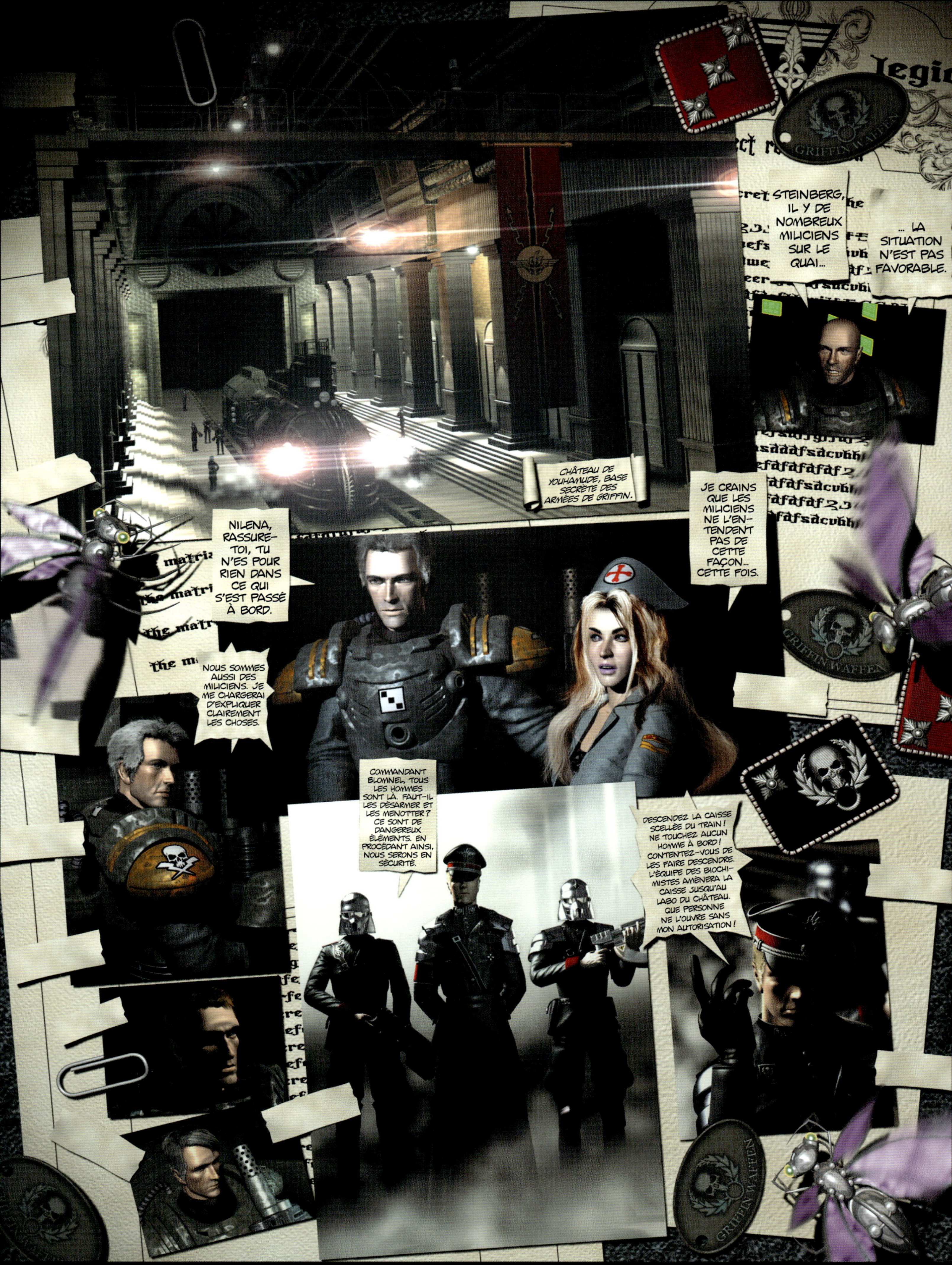
CHÂTEAU DE YOUHAMUDE, BASE SECRÈTE DES ARMÉES DE GRIFFIN.
STEINBERG, IL Y DE NOMBREUX MILICIENS SUR LE QUAI...
... LA SITUATION N'EST PAS FAVORABLE.
JE CRAINS QUE LES MILICIENS NE L'ENTENDENT PAS DE CETTE FAÇON... CETTE FOIS.
NILENA, RASSURE-TOI, TU N'ES POUR RIEN DANS CE QUI S'EST PASSÉ À BORD.
NOUS SOMMES AUSSI DES MILICIENS. JE ME CHARGERAI D'EXPLIQUER CLAIREMENT LES CHOSES.
COMMANDANT BLOMNEL, TOUS LES HOMMES SONT LÀ. FAUT-IL LES DÉSARMER ET LES MENOTTER ? CE SONT DE DANGEREUX ÉLÉMENTS. EN PROCÉDANT AINSI, NOUS SERONS EN SÉCURITÉ.
DESCENDEZ LA CAISSE SCELLÉE DU TRAIN ! NE TOUCHEZ AUCUN HOMME À BORD ! CONTENTEZ-VOUS DE LES FAIRE DESCENDRE. L'ÉQUIPE DES BIOCHIMISTES AMÈNERA LA CAISSE JUSQU'AU LABO DU CHÂTEAU. QUE PERSONNE NE L'OUVRE SANS MON AUTORISATION !
GRIFFIN WAFFEN

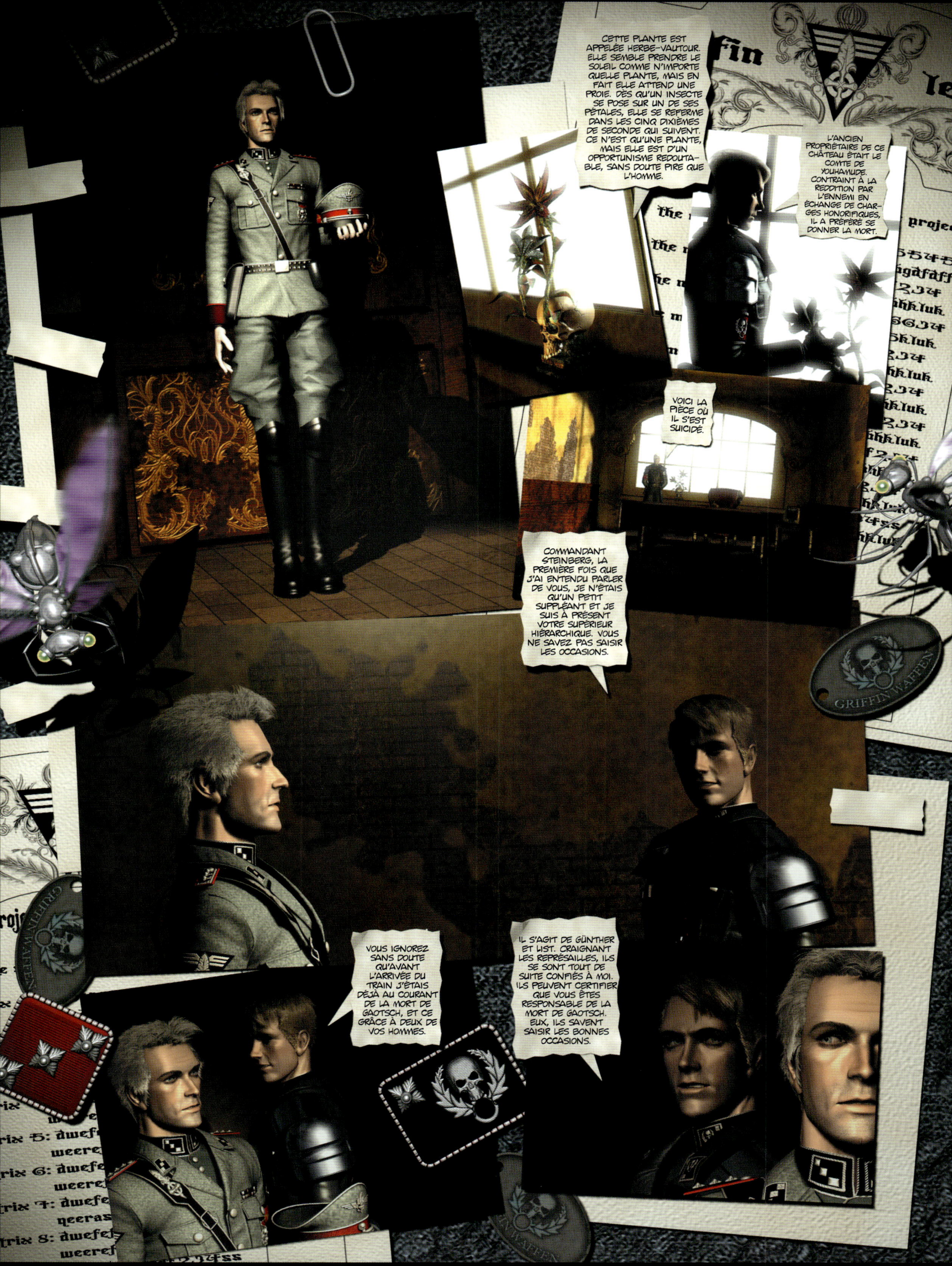
CETTE PLANTE EST APPELÉE HERBE-VAUTOUR. ELLE SEMBLE PRENDRE LE SOLEIL COMME N'IMPORTE QUELLE PLANTE, MAIS EN FAIT ELLE ATTEND UNE PROIE. DÈS QU'UN INSECTE SE POSE SUR UN DE SES PÉTALES, ELLE SE REFERME DANS LES CINQ DIXIÈMES DE SECONDE QUI SUIVENT. CE N'EST QU'UNE PLANTE, MAIS ELLE EST D'UN OPPORTUNISME REDOUTABLE, SANS DOUTE PIRE QUE L'HOMME.
L'ANCIEN PROPRIÉTAIRE DE CE CHÂTEAU ÉTAIT LE COMTE DE YOUHAMUDE. CONTRAINT À LA REDDITION PAR L'ENNEMI EN ÉCHANGE DE CHARGES HONORIFIQUES, IL A PRÉFÉRÉ SE DONNER LA MORT.
VOICI LA PIÈCE OÙ IL S'EST SUICIDÉ.
COMMANDANT STEINBERG, LA PREMIÈRE FOIS QUE J'AI ENTENDU PARLER DE VOUS, JE N'ÉTAIS QU'UN PETIT SUPPLÉANT ET JE SUIS À PRÉSENT VOTRE SUPÉRIEUR HIÉRARCHIQUE. VOUS NE SAVEZ PAS SAISIR LES OCCASIONS.
VOUS IGNOREZ SANS DOUTE QU'AVANT L'ARRIVÉE DU TRAIN J'ÉTAIS DÉJÀ AU COURANT DE LA MORT DE GAOTSCH, ET CE GRÂCE À DEUX DE VOS HOMMES.
IL S'AGIT DE GÜNTHER ET LIST. CRAIGNANT LES REPRÉSAILLES, ILS SE SONT TOUT DE SUITE CONFIÉS À MOI. ILS PEUVENT CERTIFIER QUE VOUS ÊTES RESPONSABLE DE LA MORT DE GAOTSCH. EUX, ILS SAVENT SAISIR LES BONNES OCCASIONS.
GRIFFIN WAFFEN

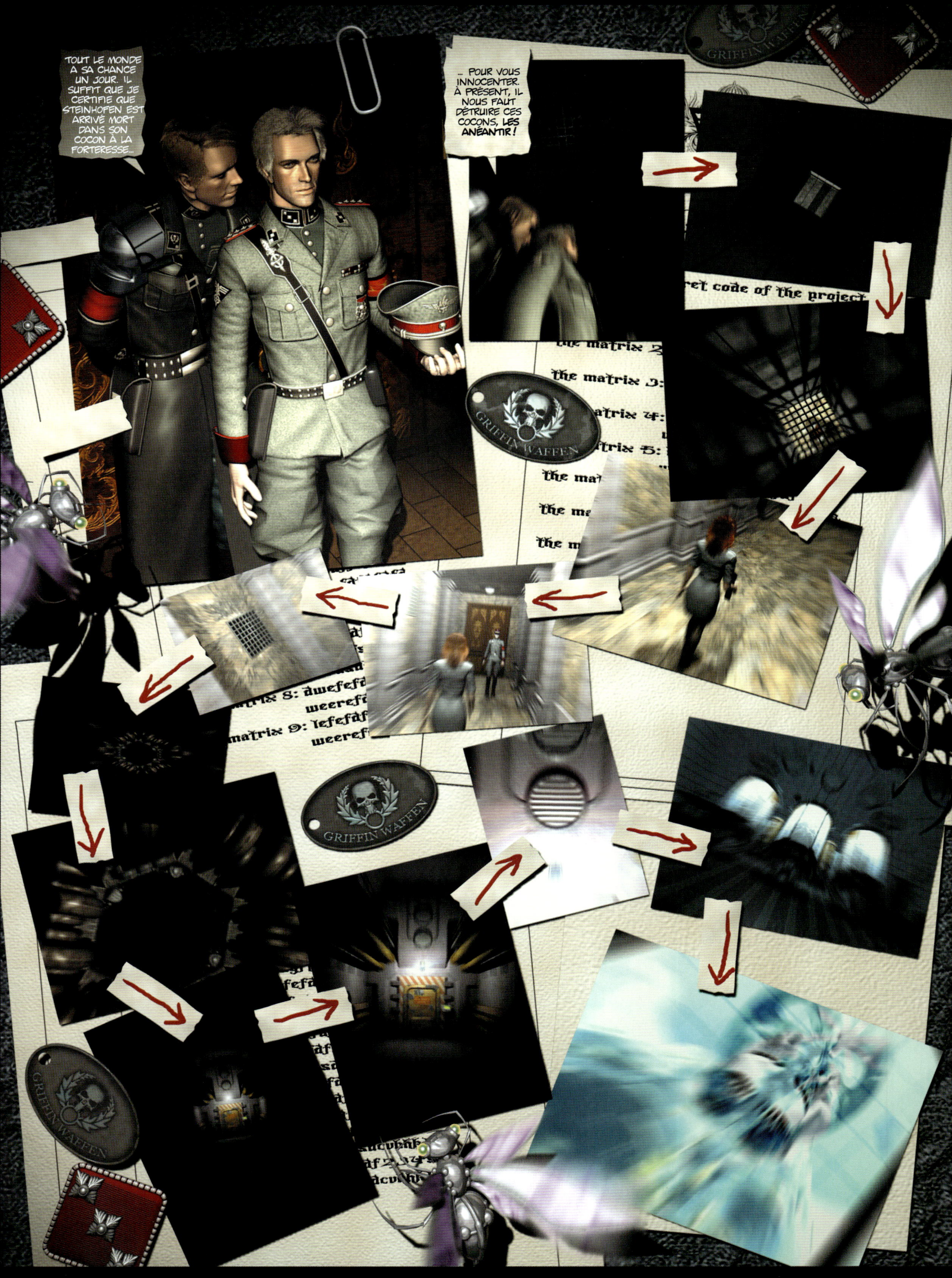
TOUT LE MONDE A SA CHANCE UN JOUR. IL SUFFIT QUE JE CERTIFIE QUE STEINHOFEN EST ARRIVÉ MORT DANS SON COCON À LA FORTERESSE...
... POUR VOUS INNOCENTER. À PRÉSENT, IL NOUS FAUT DÉTRUIRE CES COCONS, **LES ANÉANTIR !**
GRIFFIN WAFFEN
ret code of the project
the matrix 3:
matrix 8: dwefefd
weeref
matrix 9: lefefdf
weeref
GRIFFIN WAFFEN
GRIFFIN WAFFEN

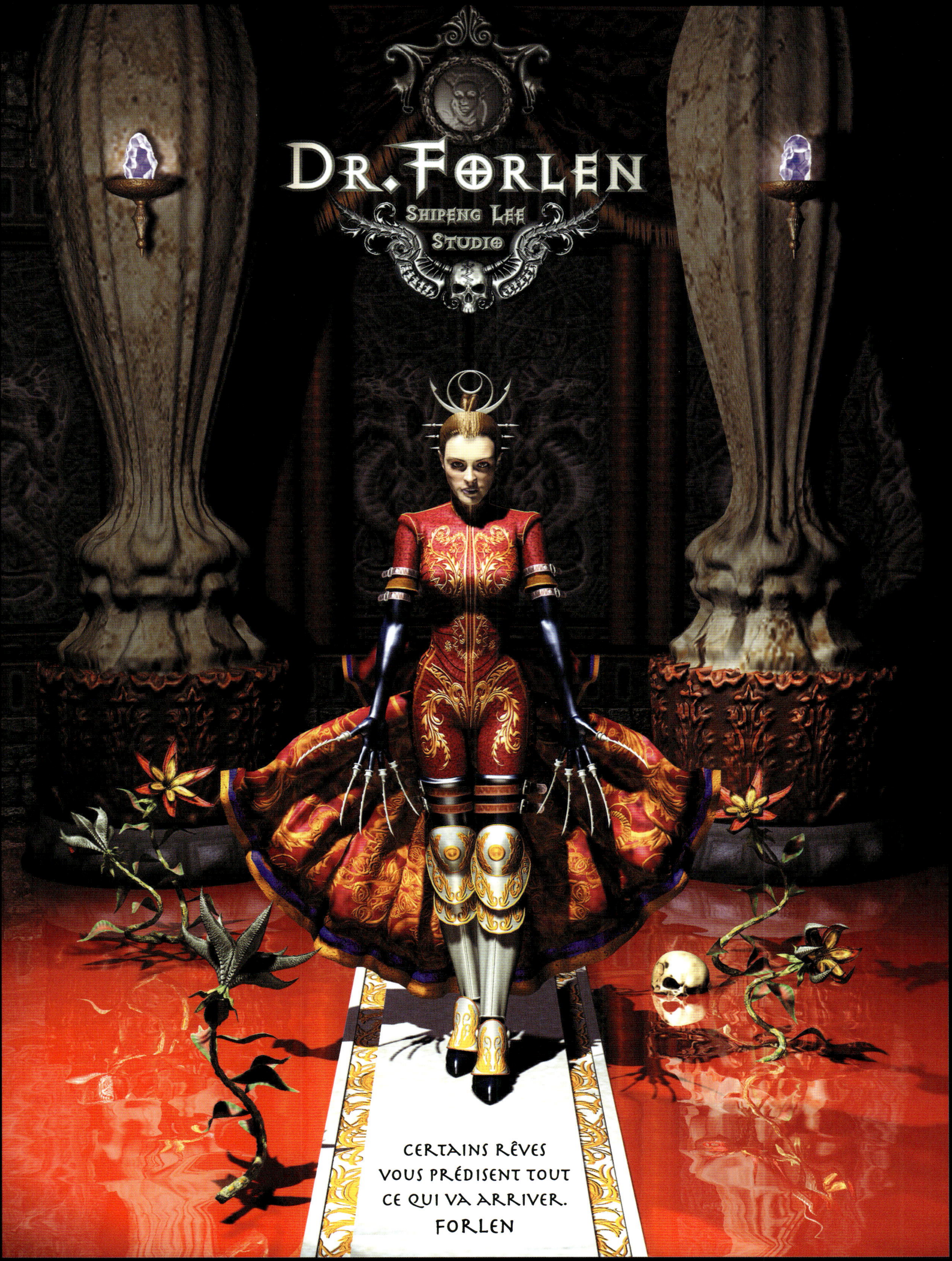
DR. FORLEN
SHIPENG LEE
STUDIO
CERTAINS RÊVES
VOUS PRÉDISENT TOUT
CE QUI VA ARRIVER.
FORLEN

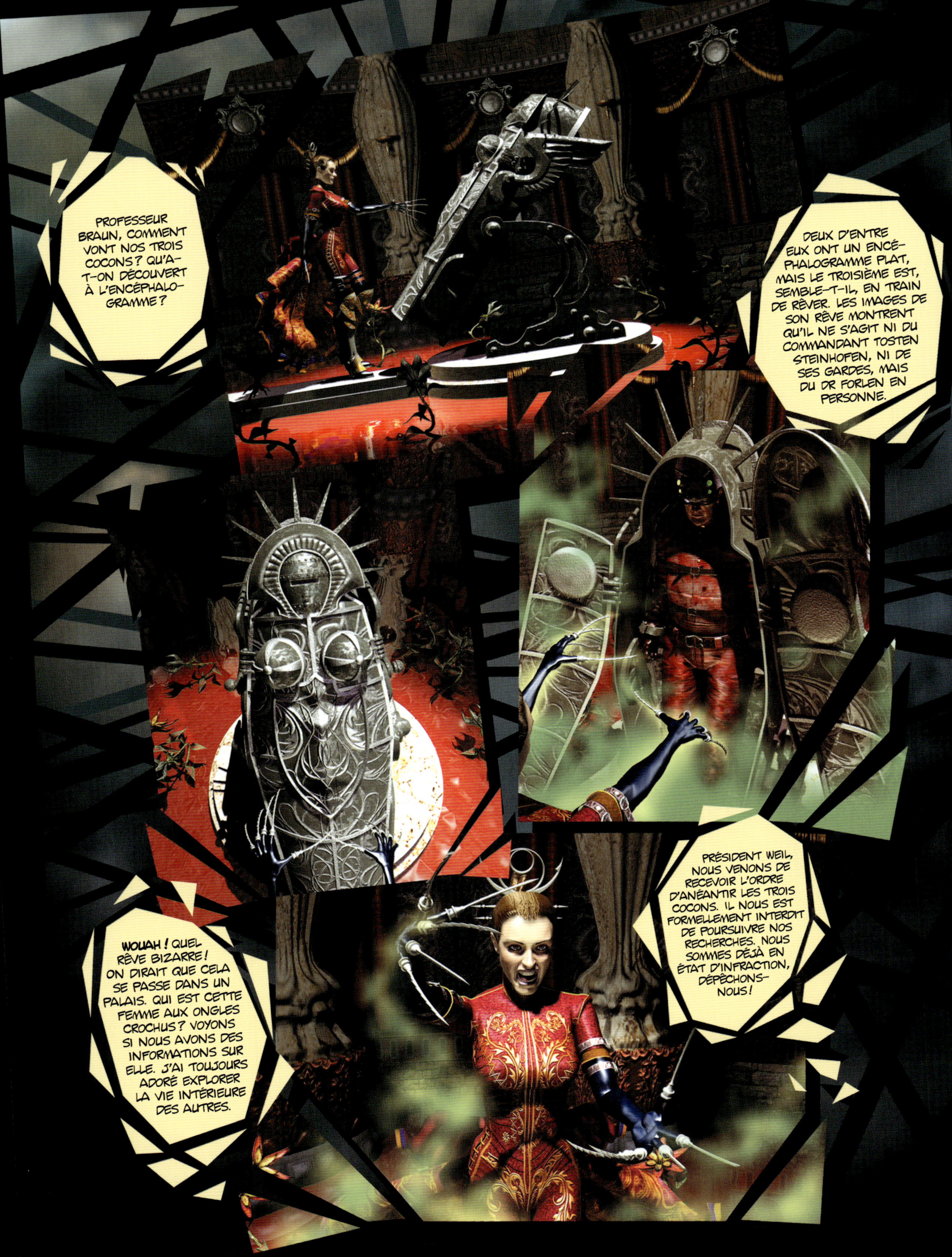
PROFESSEUR BRAUN, COMMENT VONT NOS TROIS COCONS? QU'A-T-ON DÉCOUVERT À L'ENCÉPHALO-GRAMME?
DEUX D'ENTRE EUX ONT UN ENCÉ-PHALOGRAMME PLAT, MAIS LE TROISIÈME EST, SEMBLE-T-IL, EN TRAIN DE RÊVER. LES IMAGES DE SON RÊVE MONTRENT QU'IL NE S'AGIT NI DU COMMANDANT TOSTEN STEINHOFEN, NI DE SES GARDES, MAIS DU DR FORLEN EN PERSONNE.
WOUAH ! QUEL RÊVE BIZARRE! ON DIRAIT QUE CELA SE PASSE DANS UN PALAIS. QUI EST CETTE FEMME AUX ONGLES CROCHUS? VOYONS SI NOUS AVONS DES INFORMATIONS SUR ELLE. J'AI TOUJOURS ADORÉ EXPLORER LA VIE INTÉRIEURE DES AUTRES.
PRÉSIDENT WEIL, NOUS VENONS DE RECEVOIR L'ORDRE D'ANÉANTIR LES TROIS COCONS. IL NOUS EST FORMELLEMENT INTERDIT DE POURSUIVRE NOS RECHERCHES. NOUS SOMMES DÉJÀ EN ÉTAT D'INFRACTION, DÉPÊCHONS-NOUS!

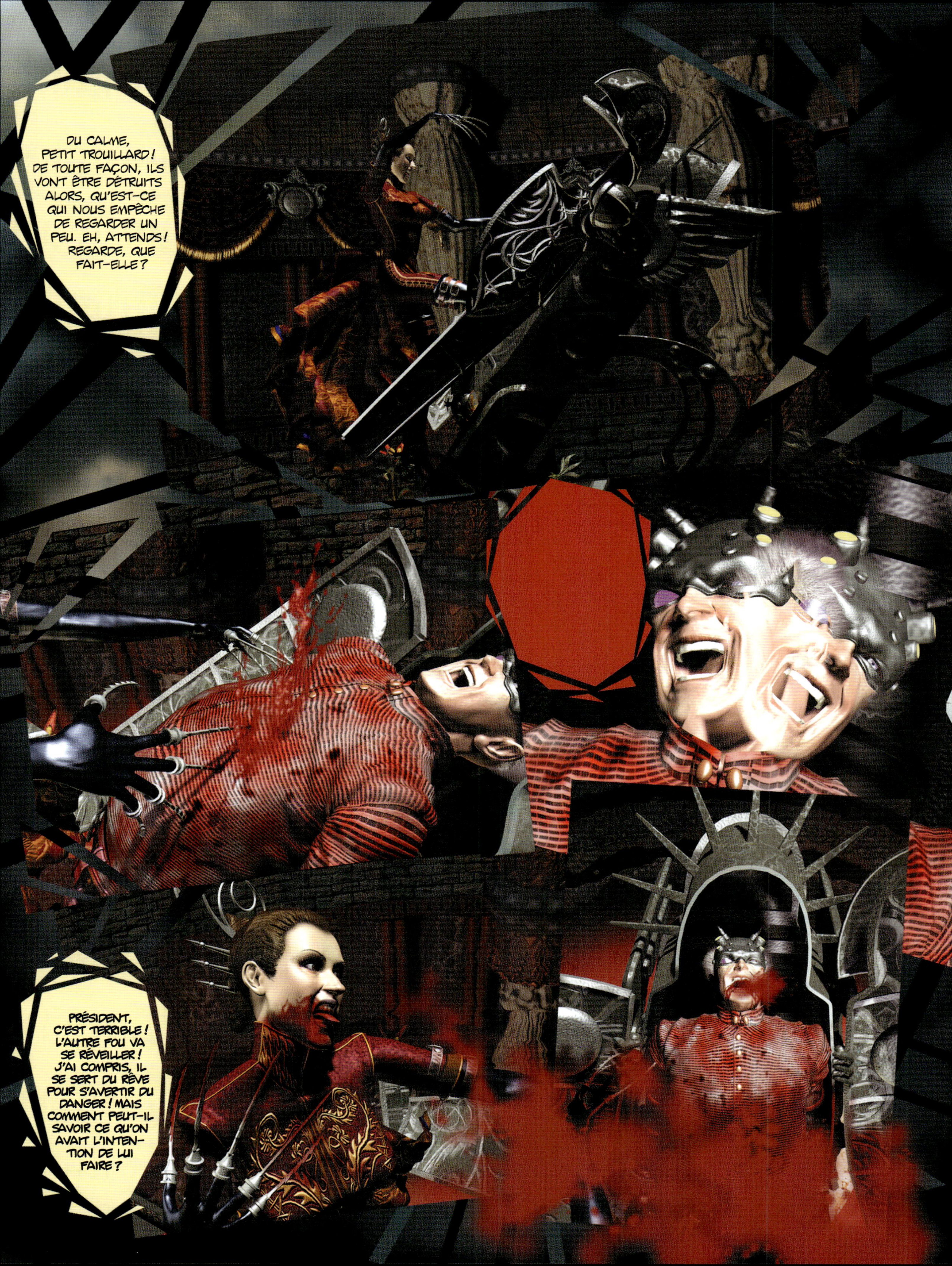
DU CALME, PETIT TROUILLARD ! DE TOUTE FAÇON, ILS VONT ÊTRE DÉTRUITS ALORS, QU'EST-CE QUI NOUS EMPÊCHE DE REGARDER UN PEU. EH, ATTENDS ! REGARDE, QUE FAIT-ELLE ?
PRÉSIDENT, C'EST TERRIBLE ! L'AUTRE FOU VA SE RÉVEILLER ! J'AI COMPRIS, IL SE SERT DU RÊVE POUR S'AVERTIR DU DANGER ! MAIS COMMENT PEUT-IL SAVOIR CE QU'ON AVAIT L'INTEN-TION DE LUI FAIRE ?

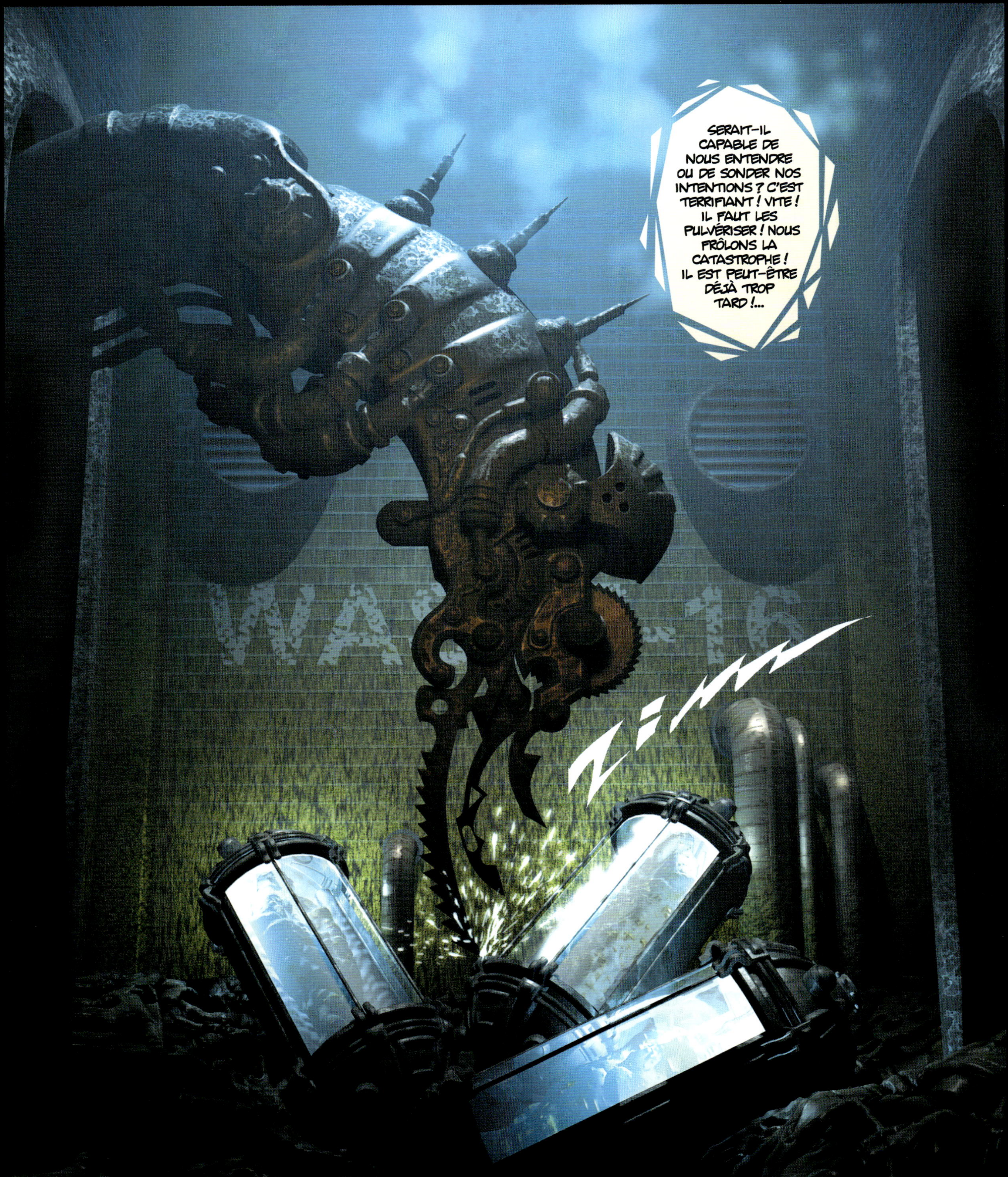
SERAIT-IL CAPABLE DE NOUS ENTENDRE OU DE SONDER NOS INTENTIONS ? C'EST TERRIFIANT ! VITE ! IL FAUT LES PULVÉRISER ! NOUS FRÔLONS LA CATASTROPHE ! IL EST PEUT-ÊTRE DÉJÀ TROP TARD !...

Moi, Dr Forlen, le génial scientifique, l'artiste et le bourreau,
je suis aujourd'hui la victime.
Cette fois, le bourreau, c'est le gourvernement !
Mais nous suivons la même voie pour atteindre notre but.
Ils veulent le pouvoir, moi, le savoir.
Leur pouvoir est éphémère. La science est éternelle.

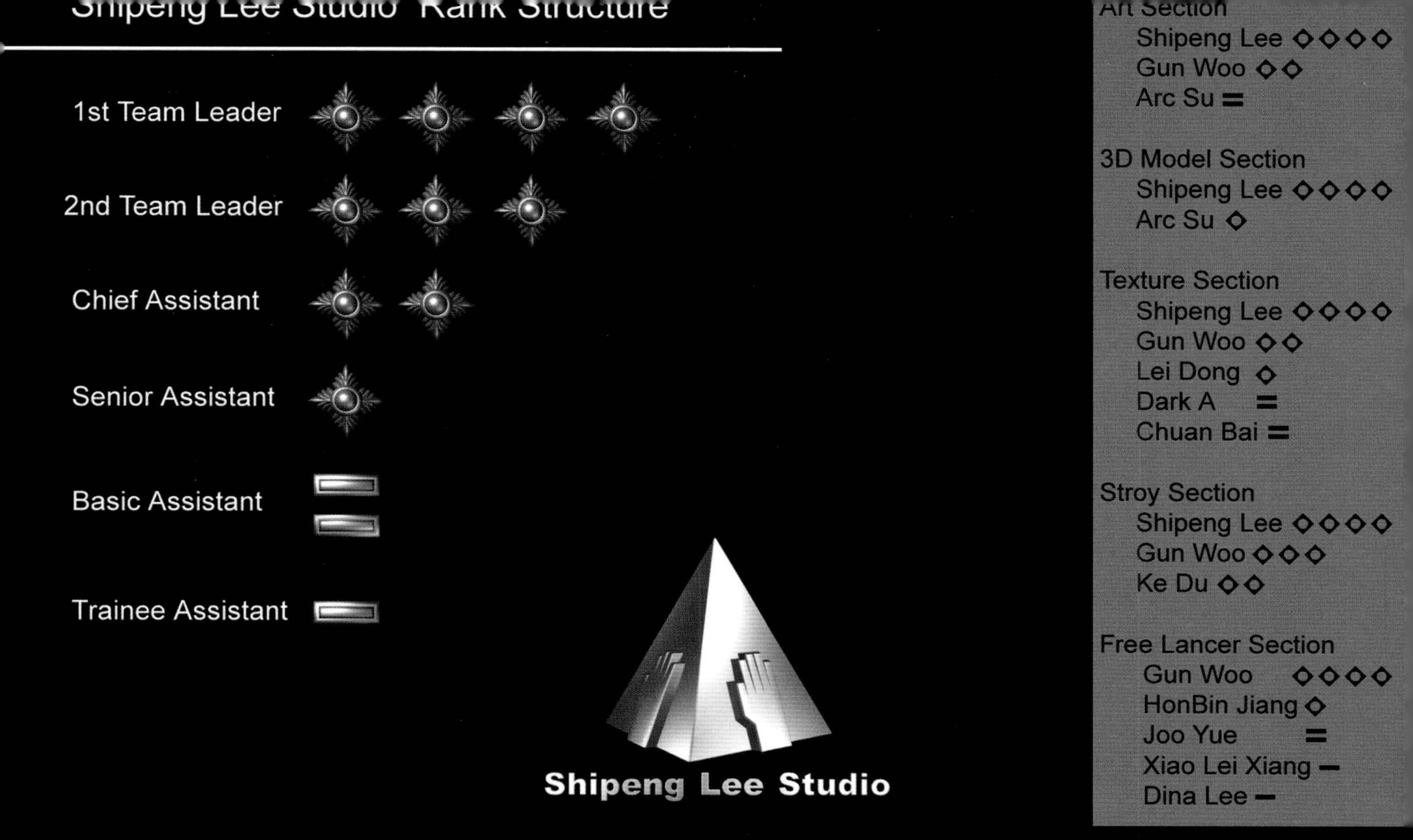
Shipeng Lee Studio' Rank Structure
1st Team Leader
2nd Team Leader
Chief Assistant
Senior Assistant
Basic Assistant
Trainee Assistant
Shipeng Lee Studio
Art Section
Shipeng Lee ◇◇◇◇
Gun Woo ◇◇
Arc Su =
3D Model Section
Shipeng Lee ◇◇◇◇
Arc Su ◇
Texture Section
Shipeng Lee ◇◇◇◇
Gun Woo ◇◇
Lei Dong ◇
Dark A =
Chuan Bai =
Stroy Section
Shipeng Lee ◇◇◇◇
Gun Woo ◇◇◇
Ke Du ◇◇
Free Lancer Section
Gun Woo ◇◇◇◇
HonBin Jiang ◇
Joo Yue =
Xiao Lei Xiang –
Dina Lee –

Le système d'organisation de "L'armée des enfants".

Le studio Lee Shipeng est un nouveau type de groupe de création. Ses membres viennent pour la plupart de sociétés de jeux vidéos. Son fondateur, Li Shipeng, a toujours eu pour principe la recherche d'une riche créativité et un fort esprit de groupe. Ceci s'est toujours vérifié dans le studio.

Les membres suivent une discipline quasi militaire. Avant la mise en place d'un projet, l'attribution de chaque tâche est décidée rigoureusement en fonction du niveau d'aptitude des participants. Ainsi chacun s'engage sereinement dans une mission sous la direction de quelqu'un qui lui est techniquement supérieur et peut, de fait, donner libre cours à ses talents. Les projets sont menés à bien avec efficacité. Pour la gestion des programmes, les notations se font en fonction de critères de rendement et de qualité, et les salaires sont décidés selon ces notations.

Ce système d'organisation, appelé par dérision "L'armée des enfants", n'est pas né du jour au lendemain en début de projet. Le fondateur du studio, Li Shipeng, avait essayé de transposer le modèle d'organisation des sociétés de jeux vidéos, mais il s'est avéré que ce type de modèle standard n'était pas adapté à un groupe de créateurs dispersés. Suite à une série d'incompatibilités entre personnes et entre personnes et projets, Li Shipeng a fini par comprendre que pour gérer ces artistes se comprenant mal les uns les autres, tous aussi butés et orgueilleux les uns que les autres, il fallait mettre en place un nouveau type de système de gestion adapté, mesuré, sans quoi il serait impossible de réaliser quoi que ce soit.
Ainsi l'organisation de "L'armée des enfants" a vu le jour.

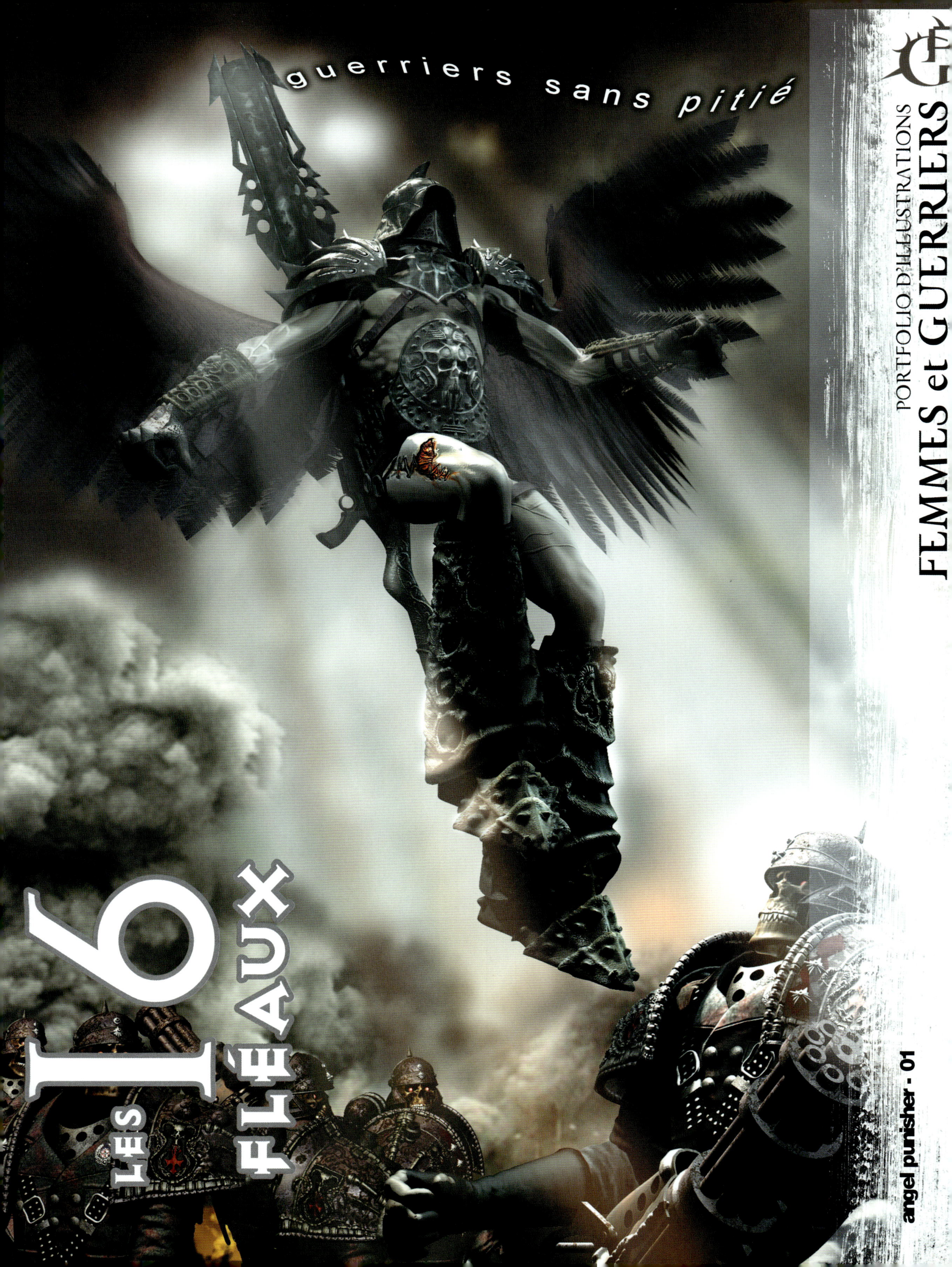
guerriers sans pitié
PORTFOLIO D'ILLUSTRATIONS
FEMMES et GUERRIERS
LES 16
FLÉAUX
angel punisher - 01

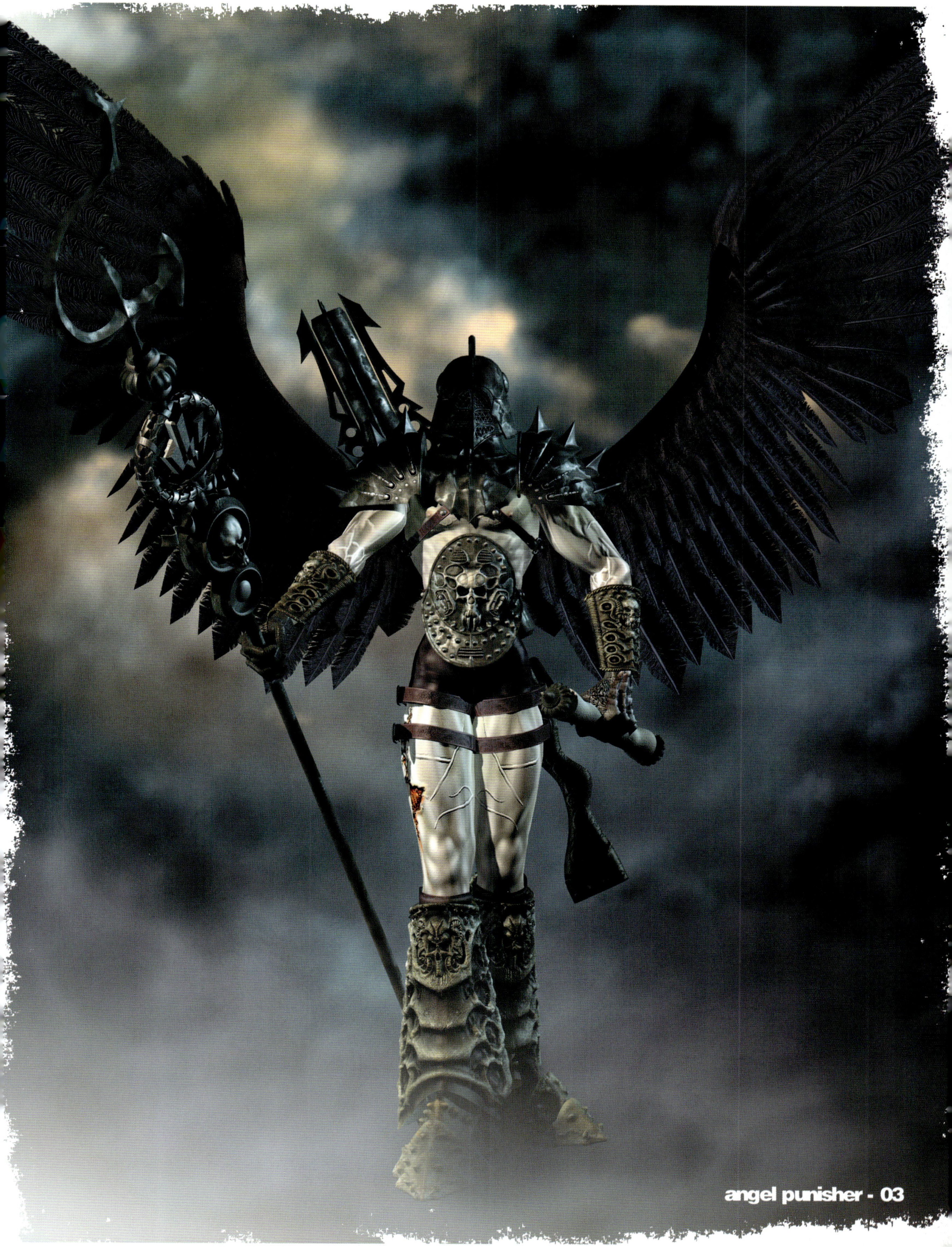

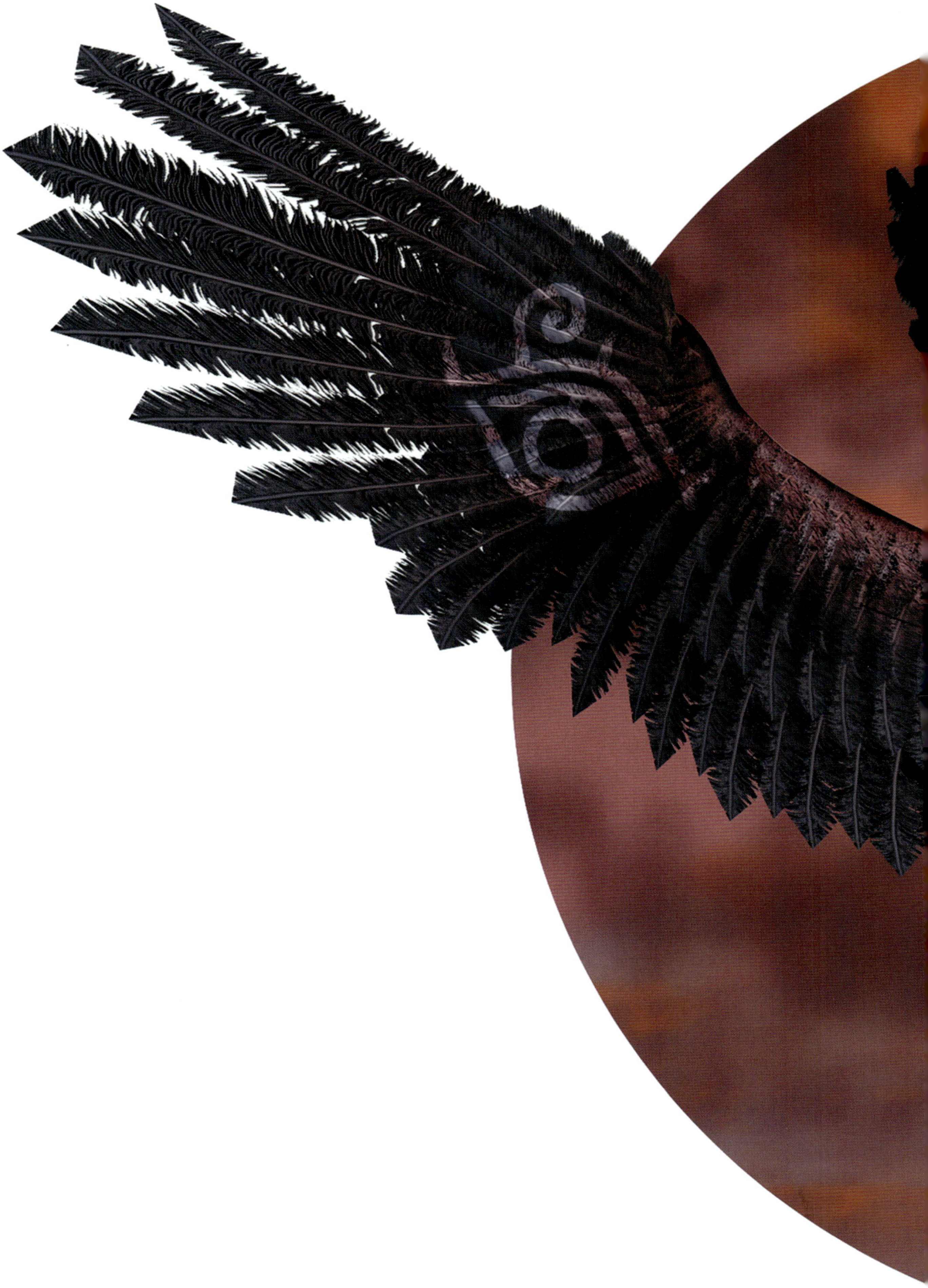

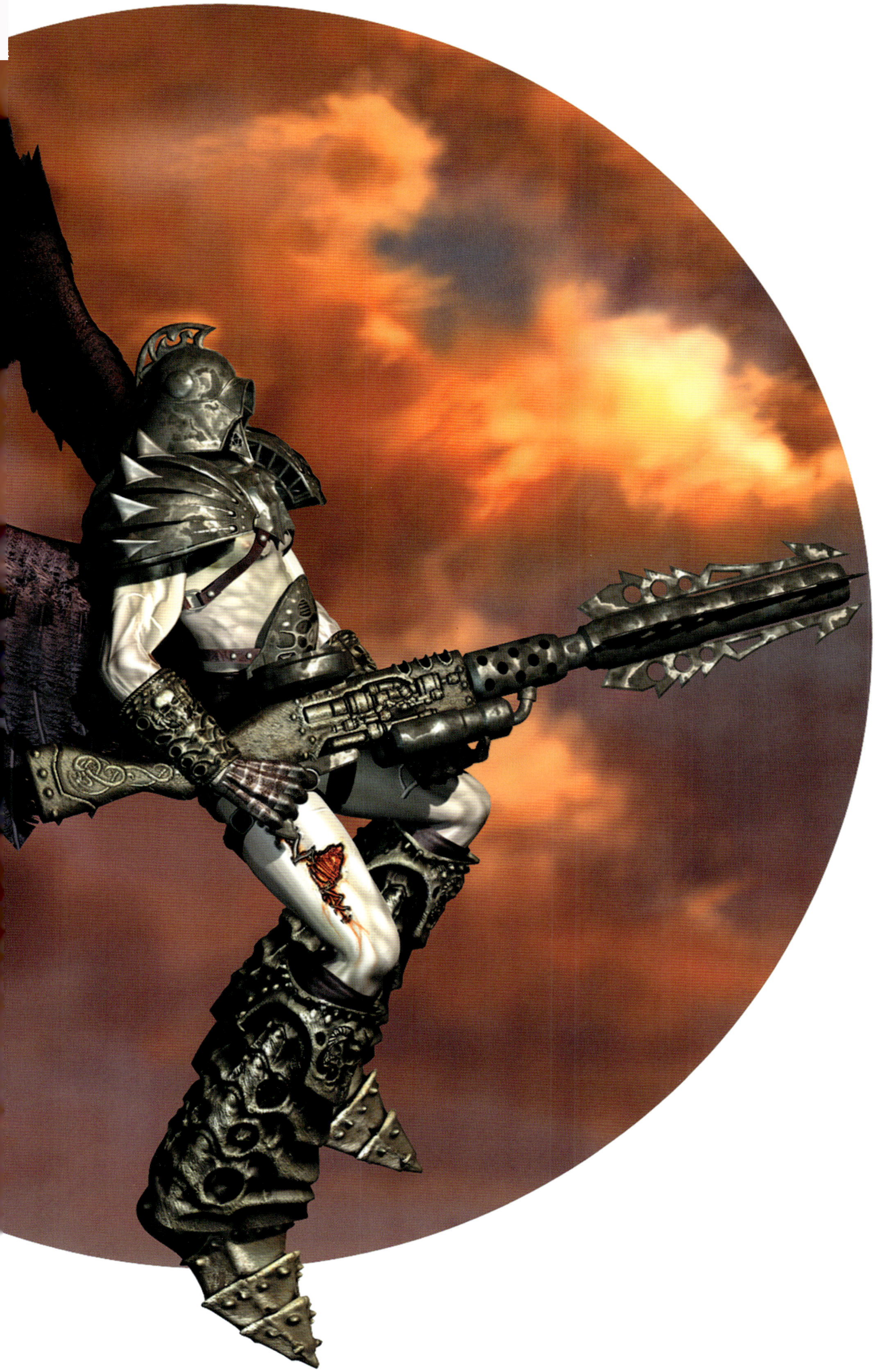

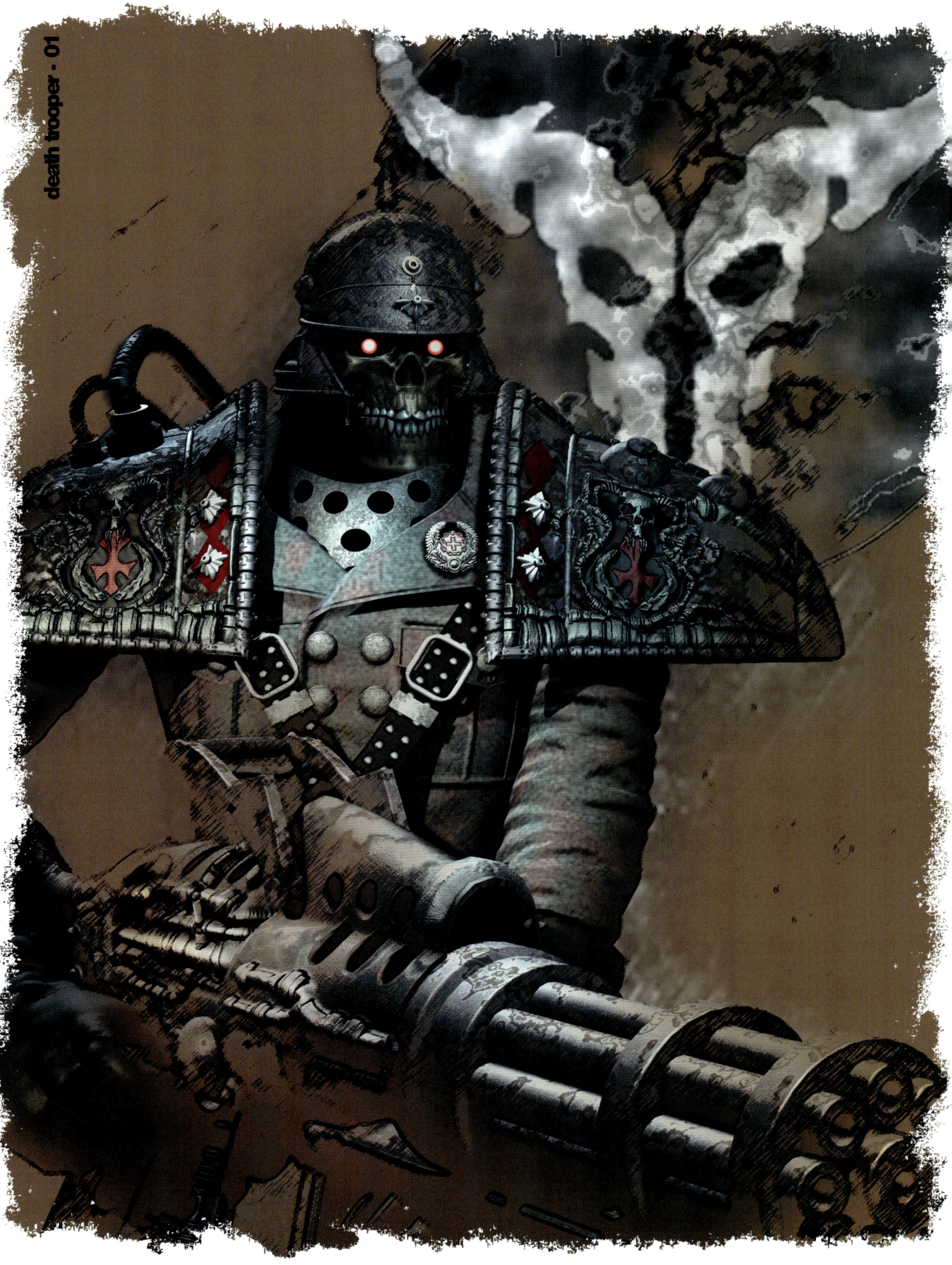
death trooper - 01

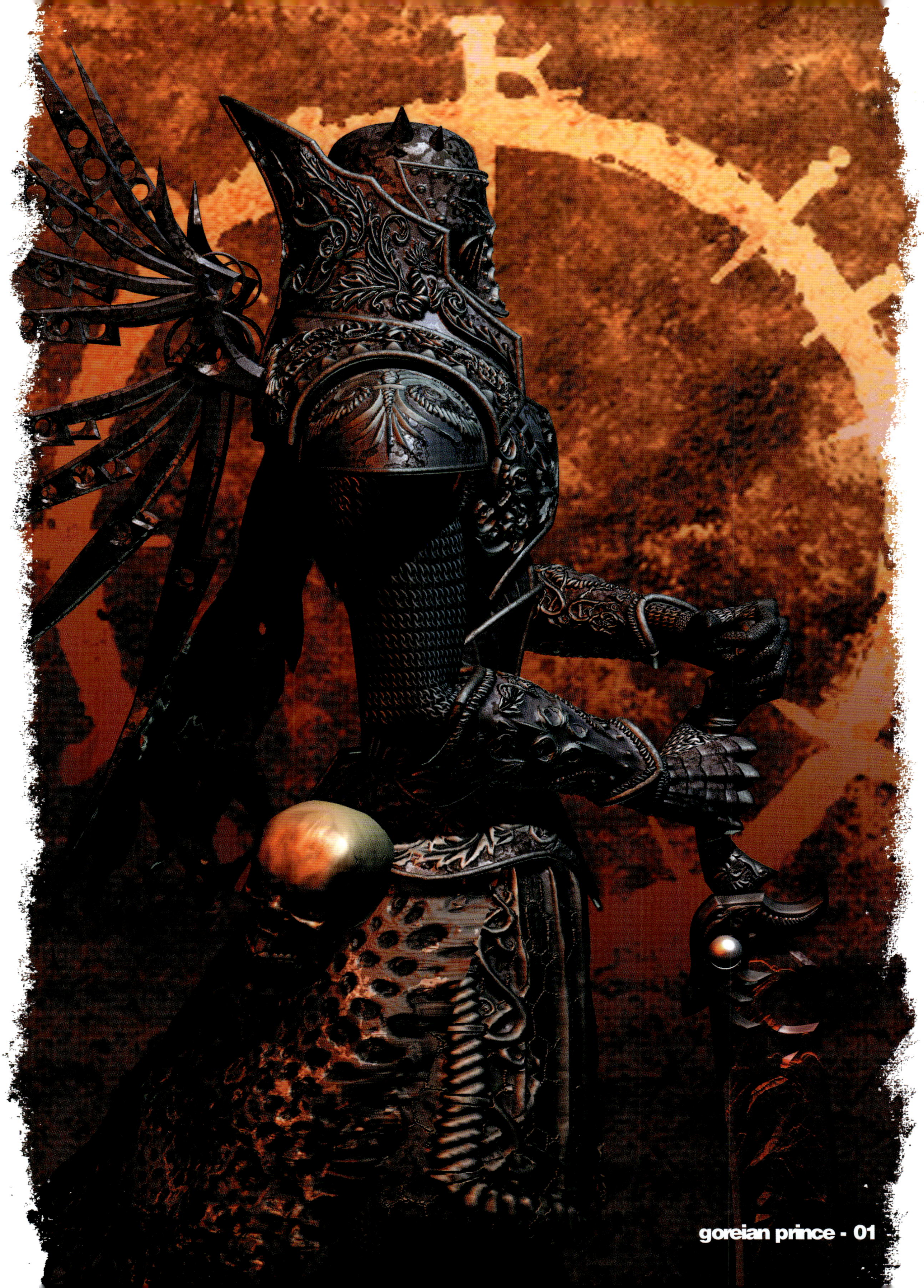

goreian prince - 01

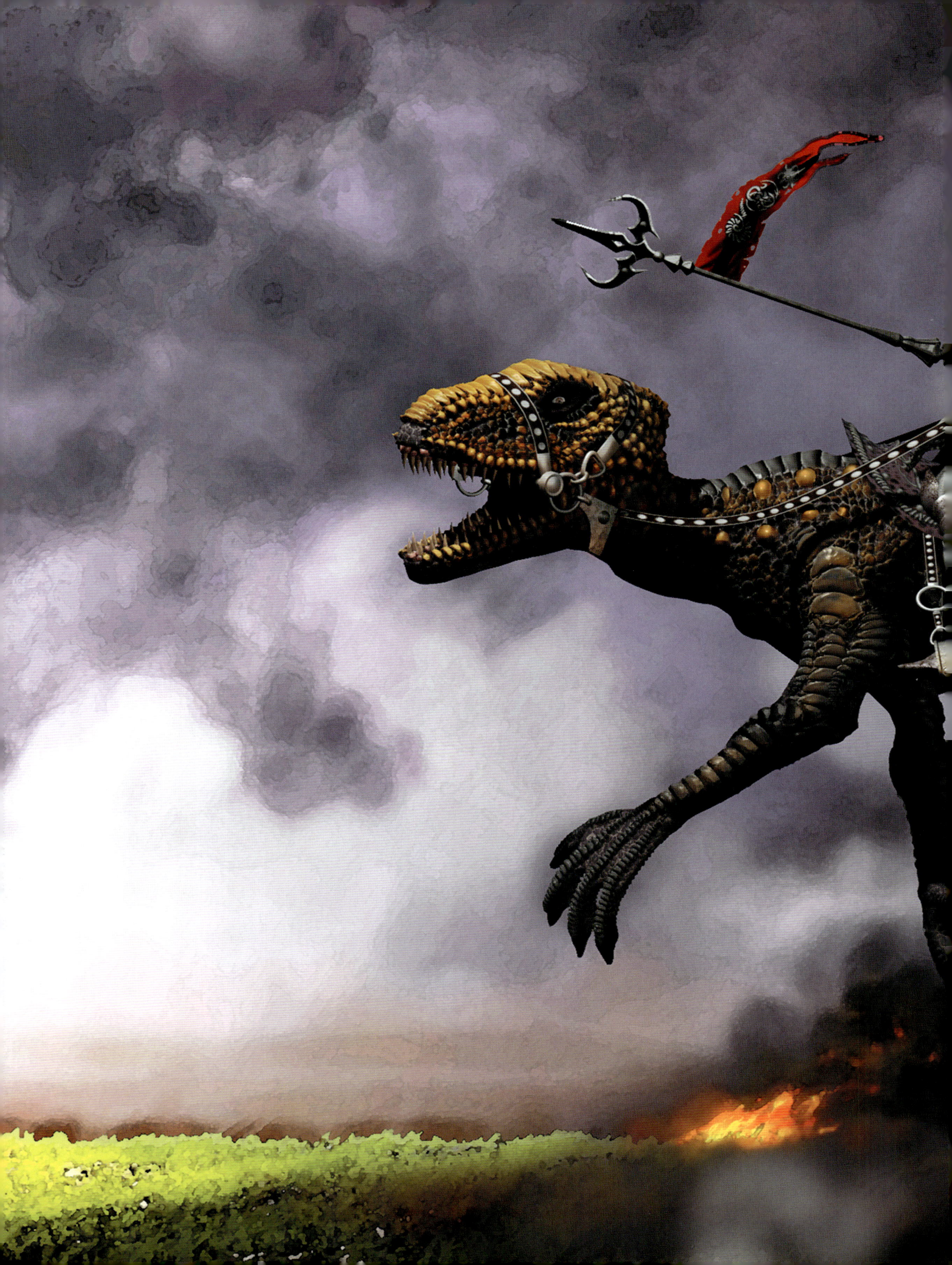

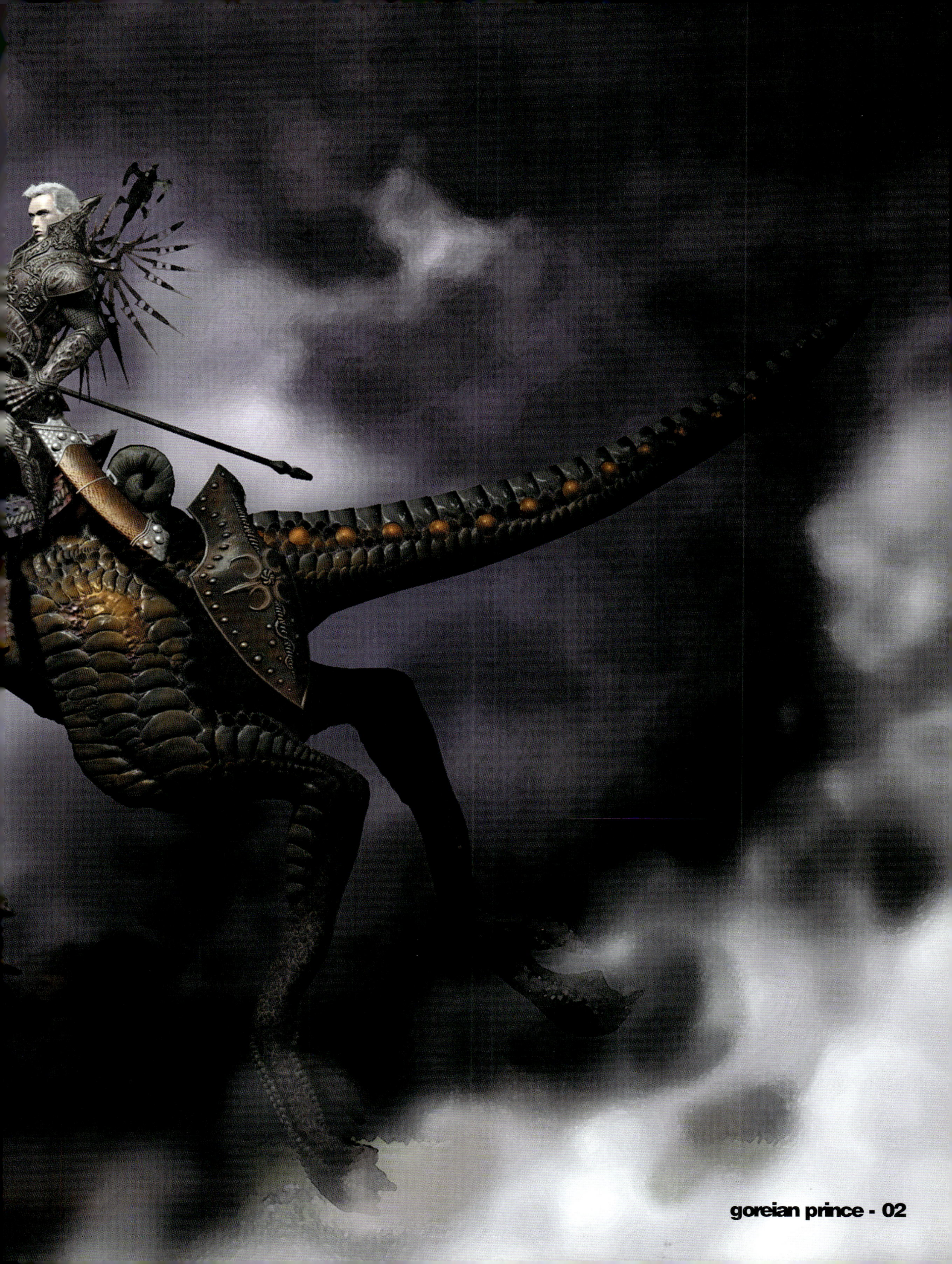

goreian prince - 02

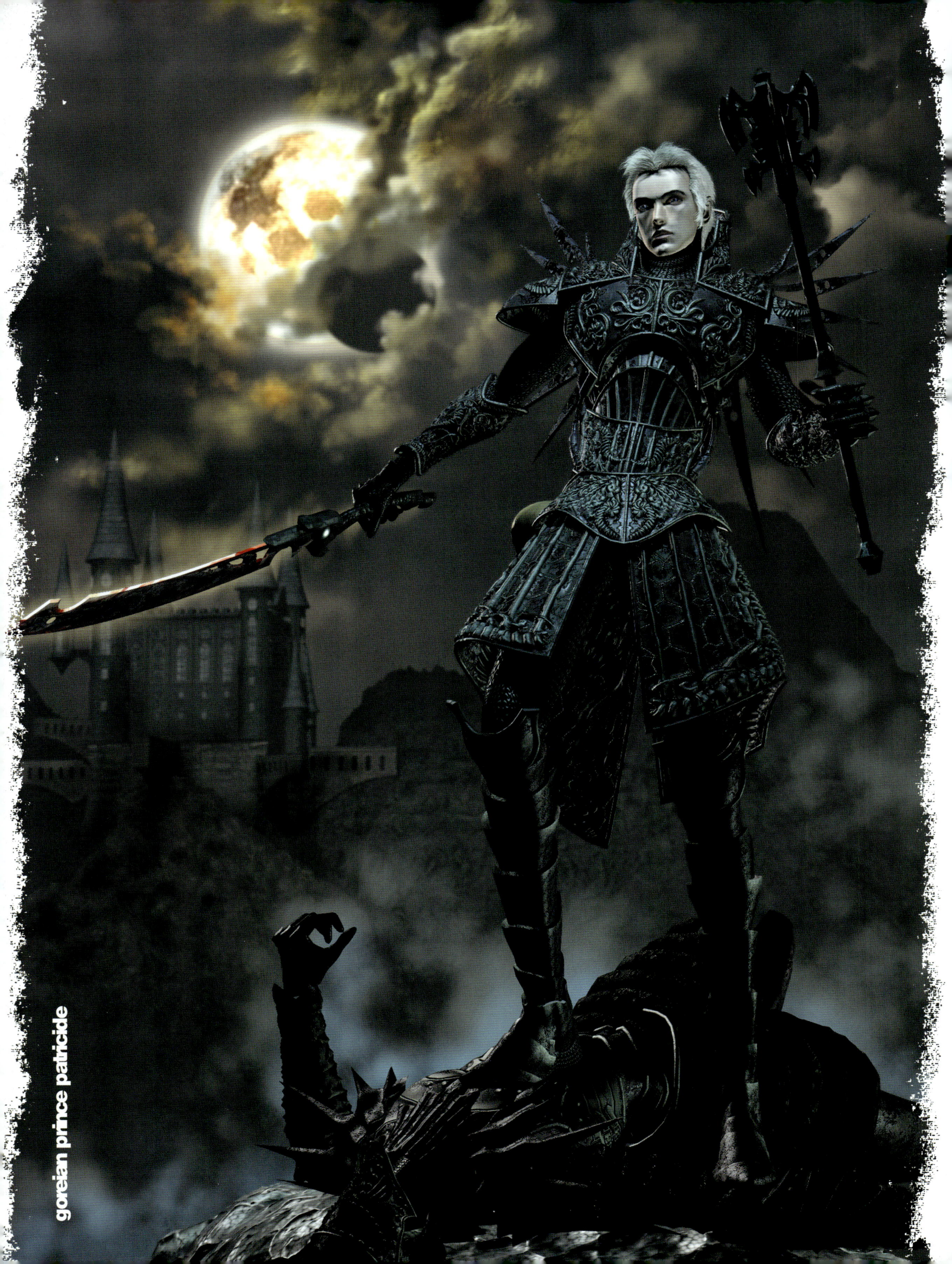
goreian prince patricide

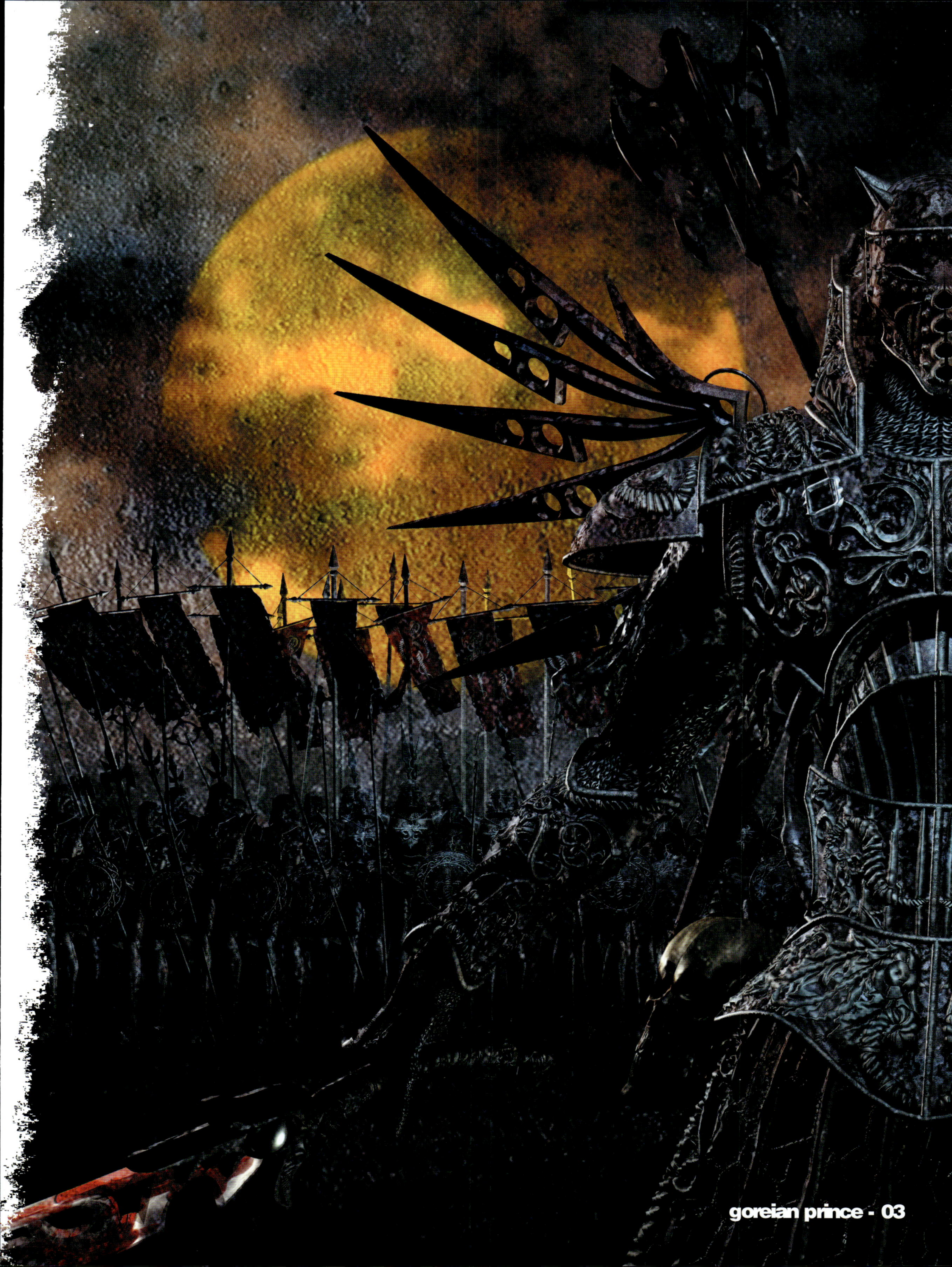

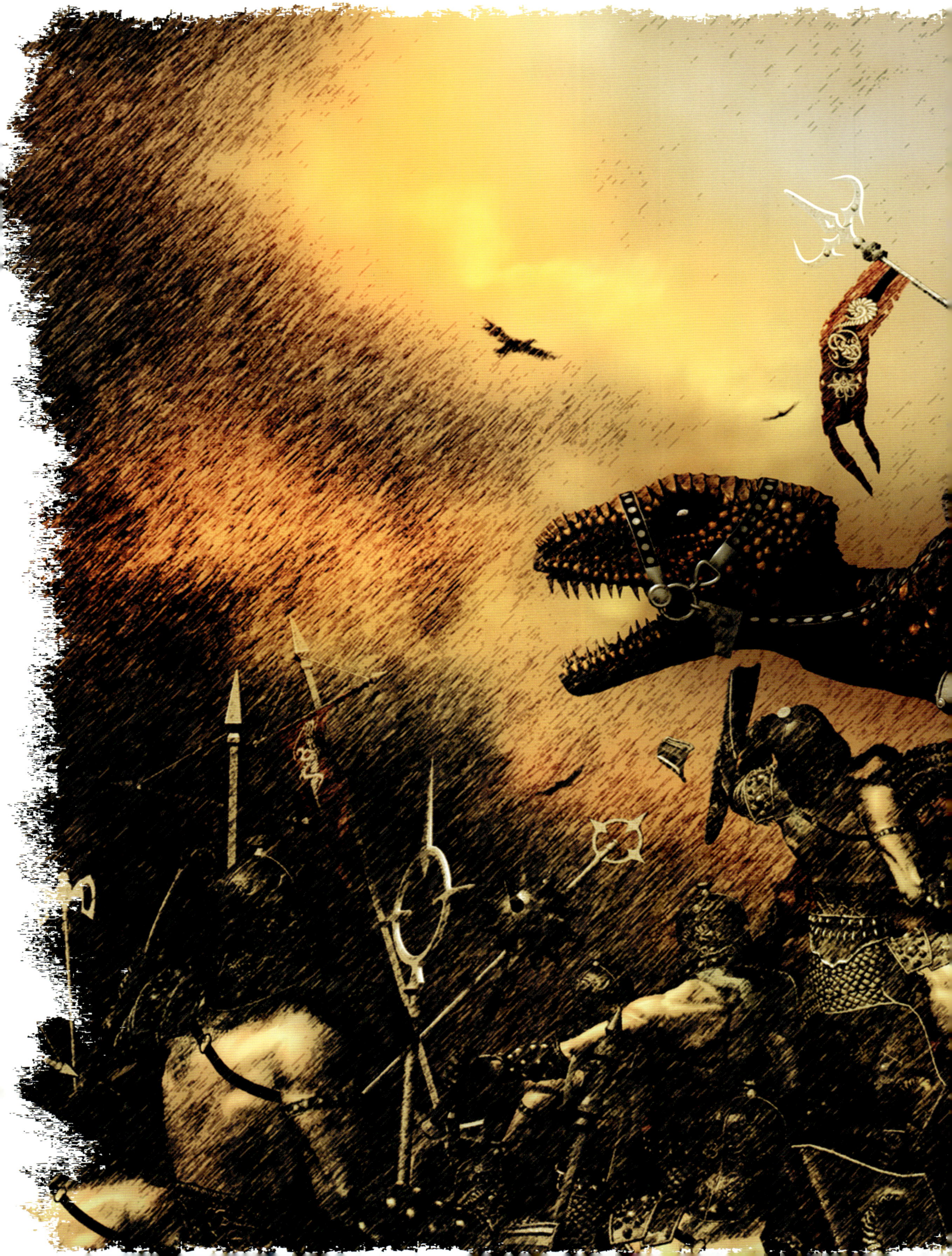

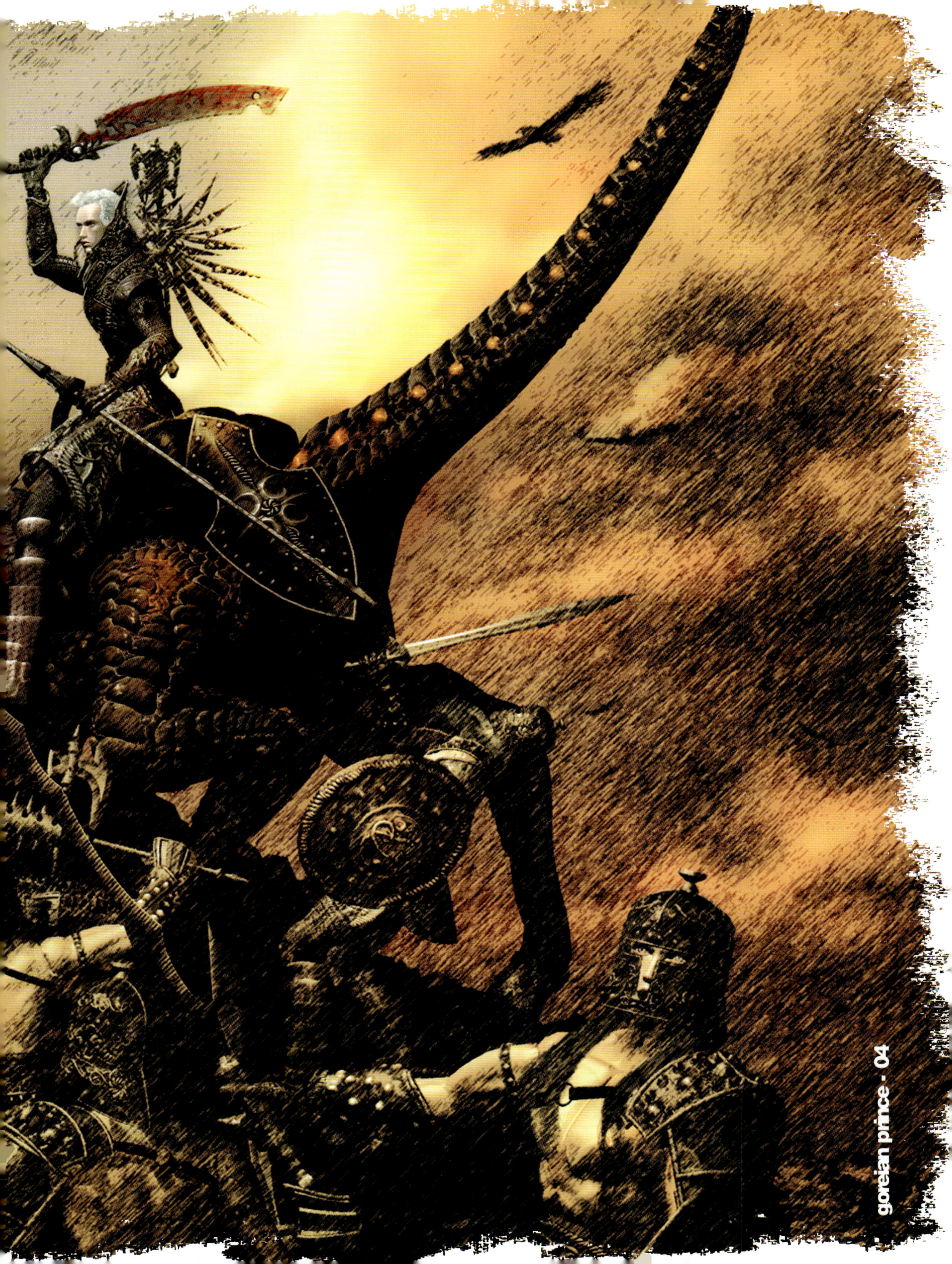
goreian prince - 04

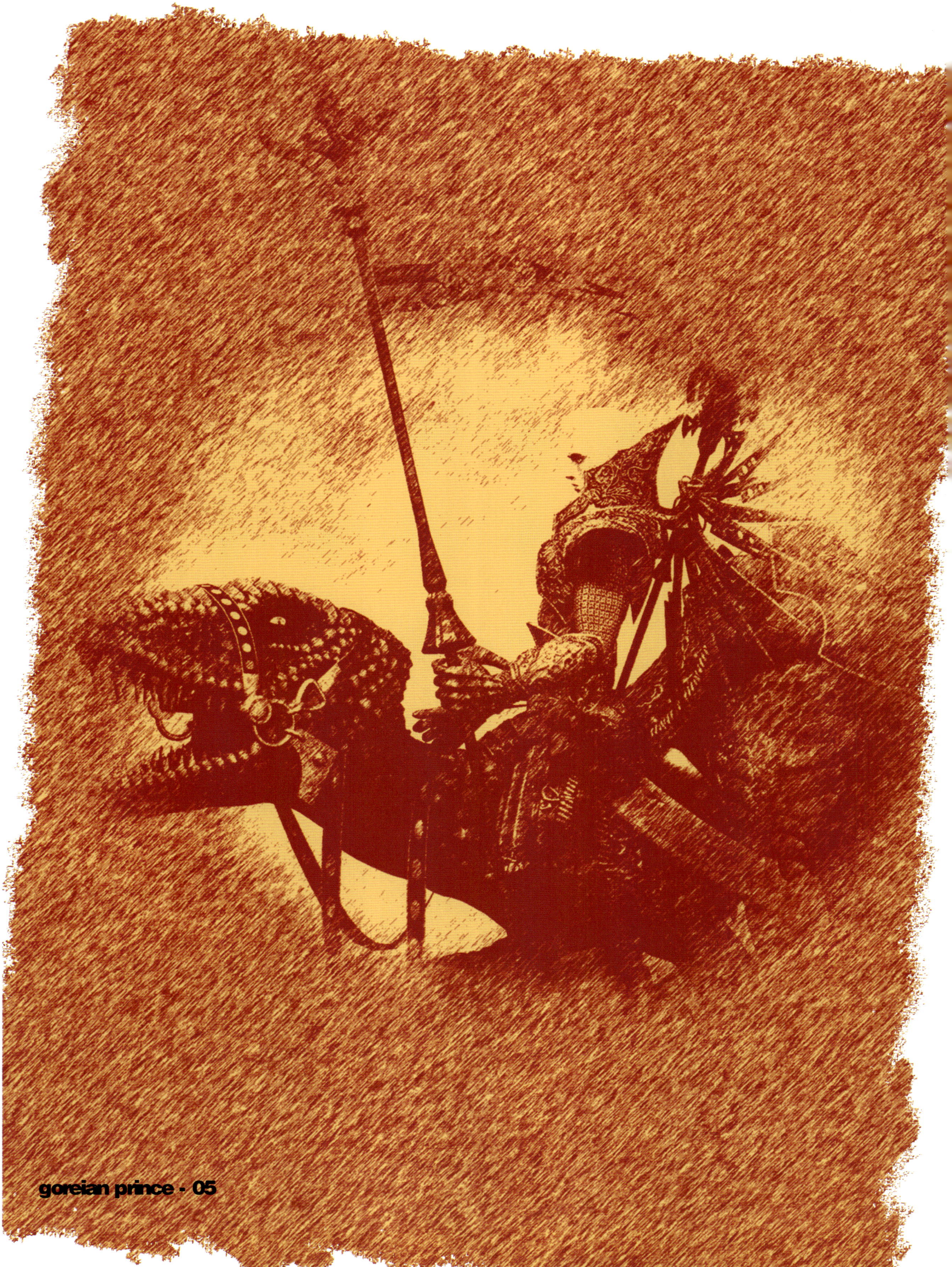

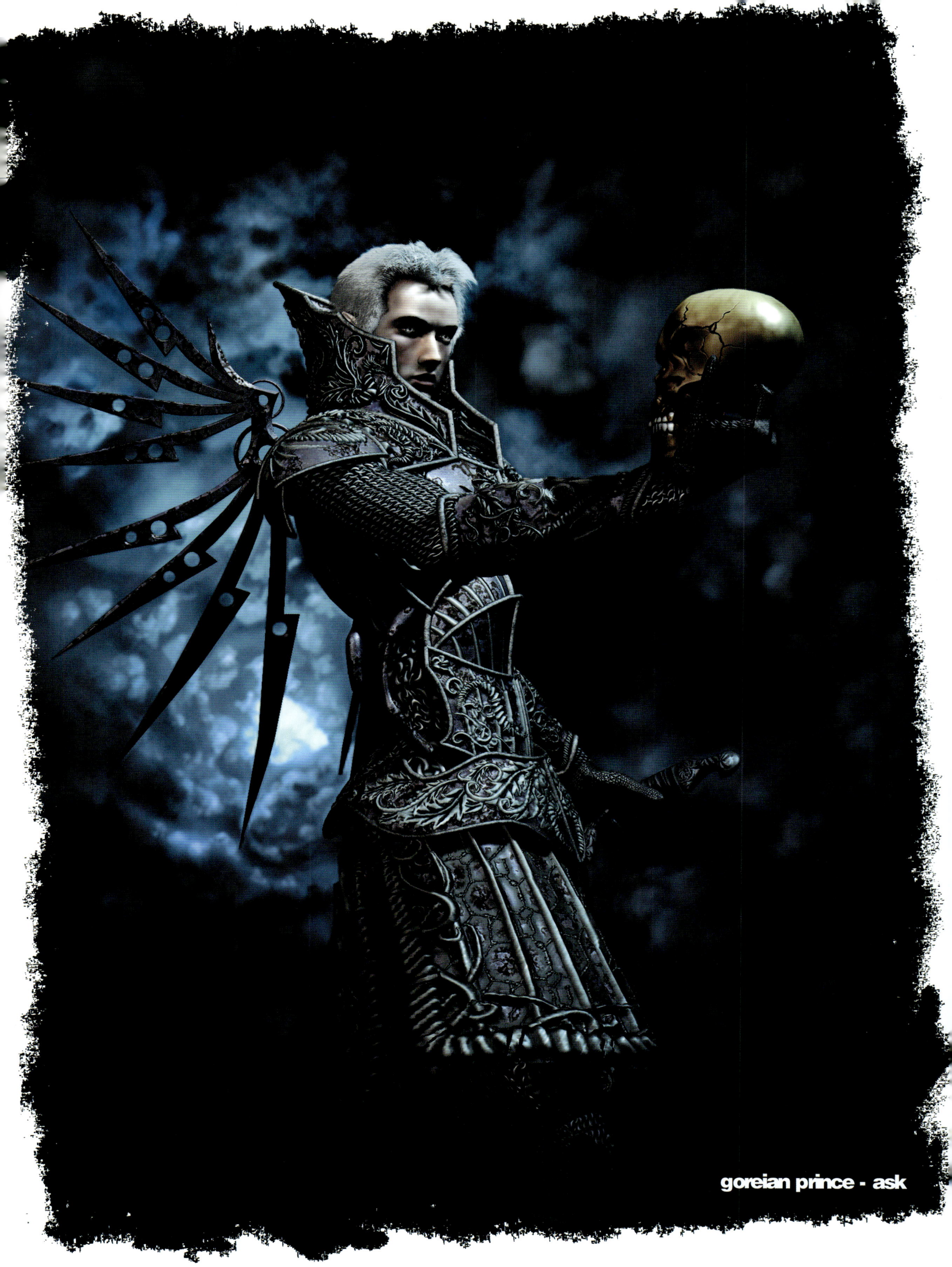

goreian prince - ask

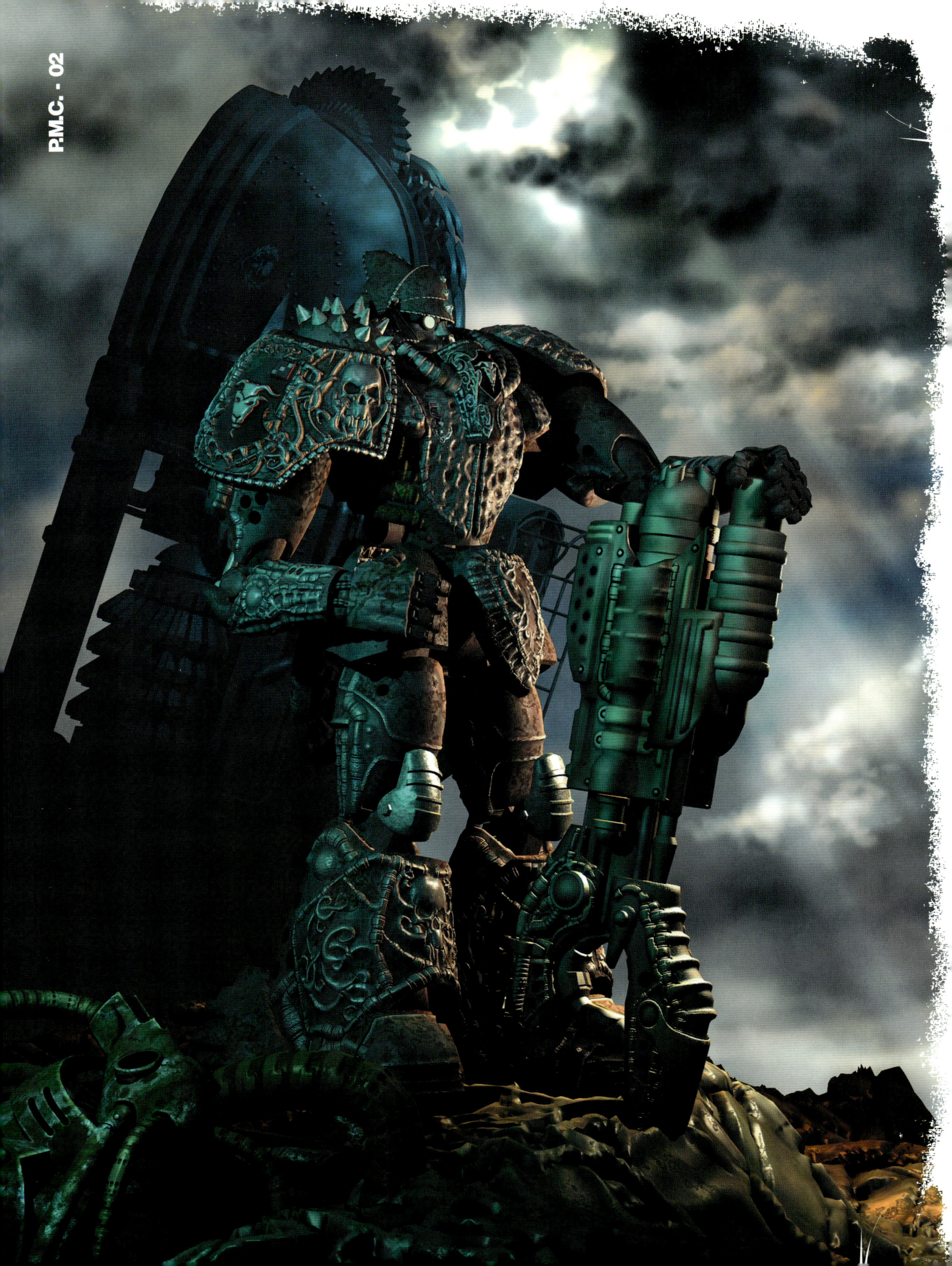
P.M.C. - 02

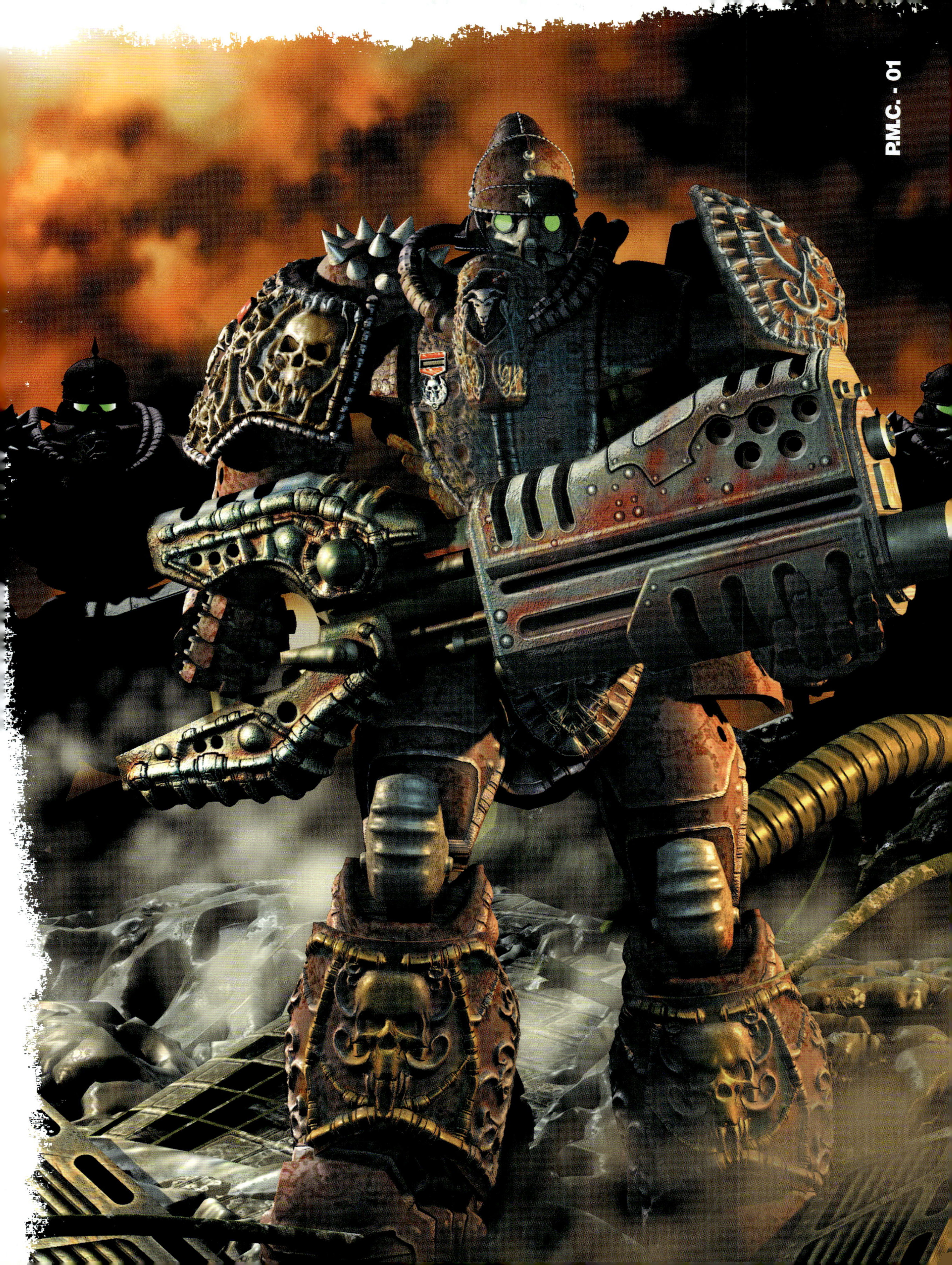
P.M.C. - 01

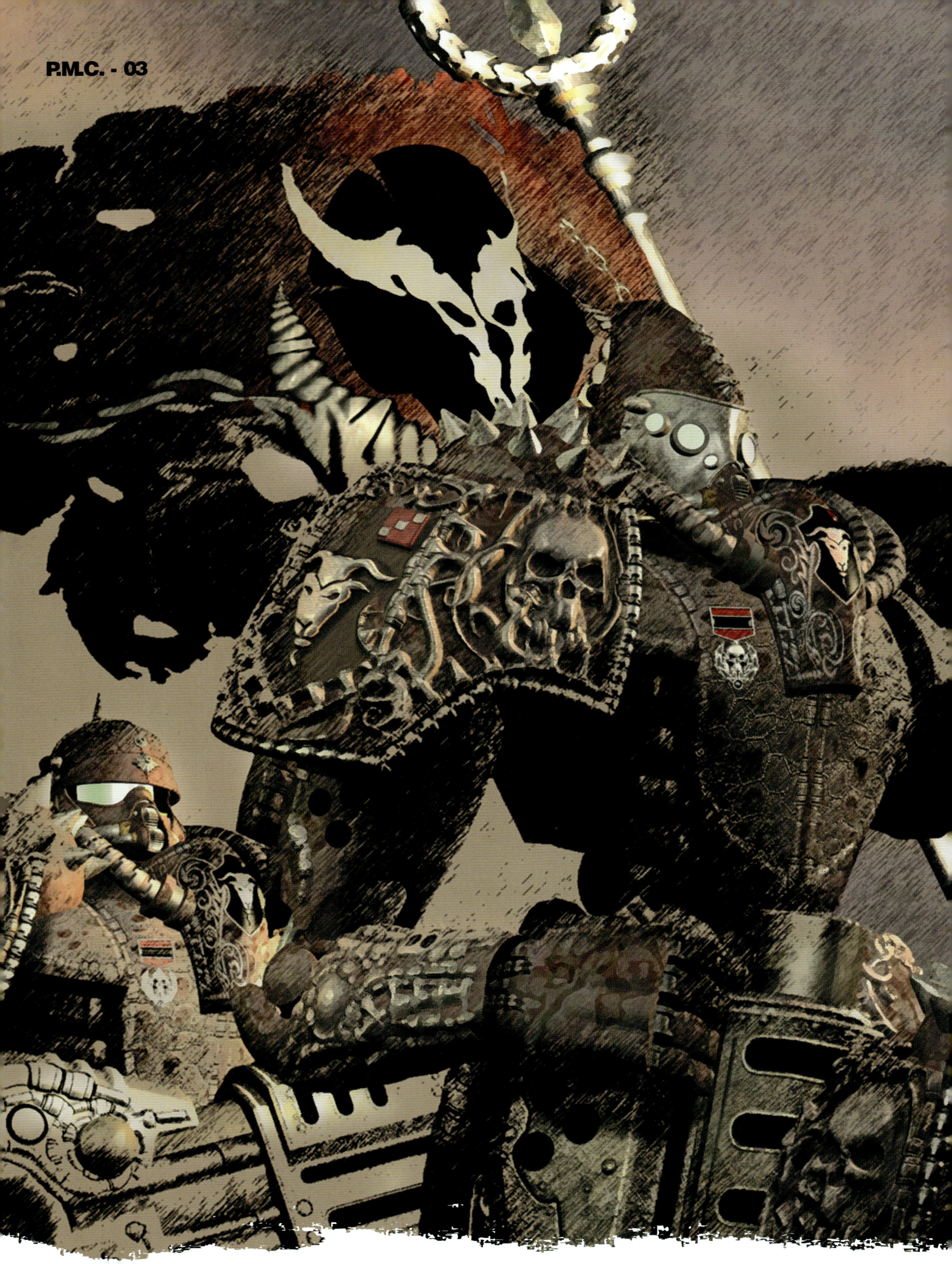
P.M.C. - 03

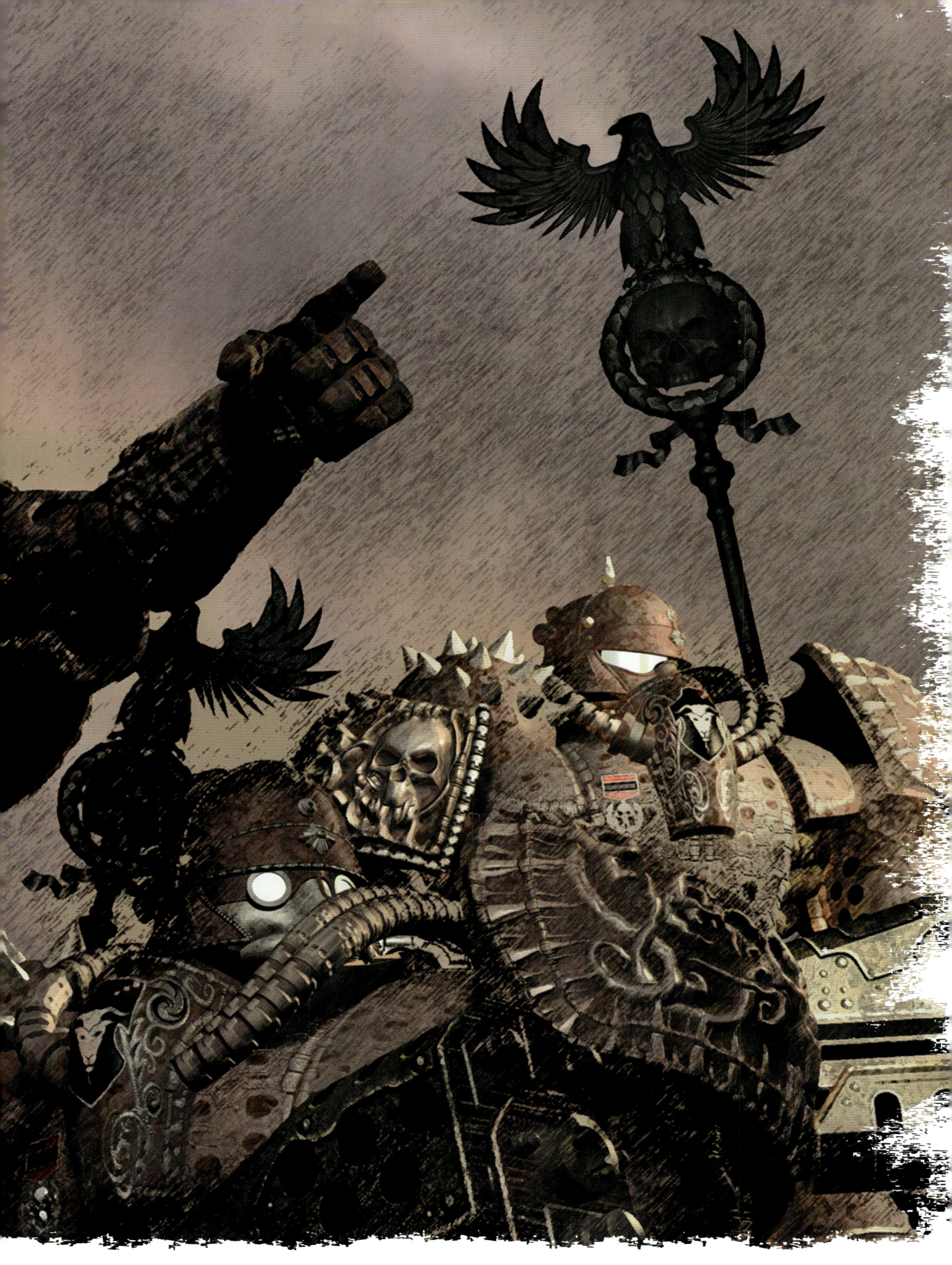

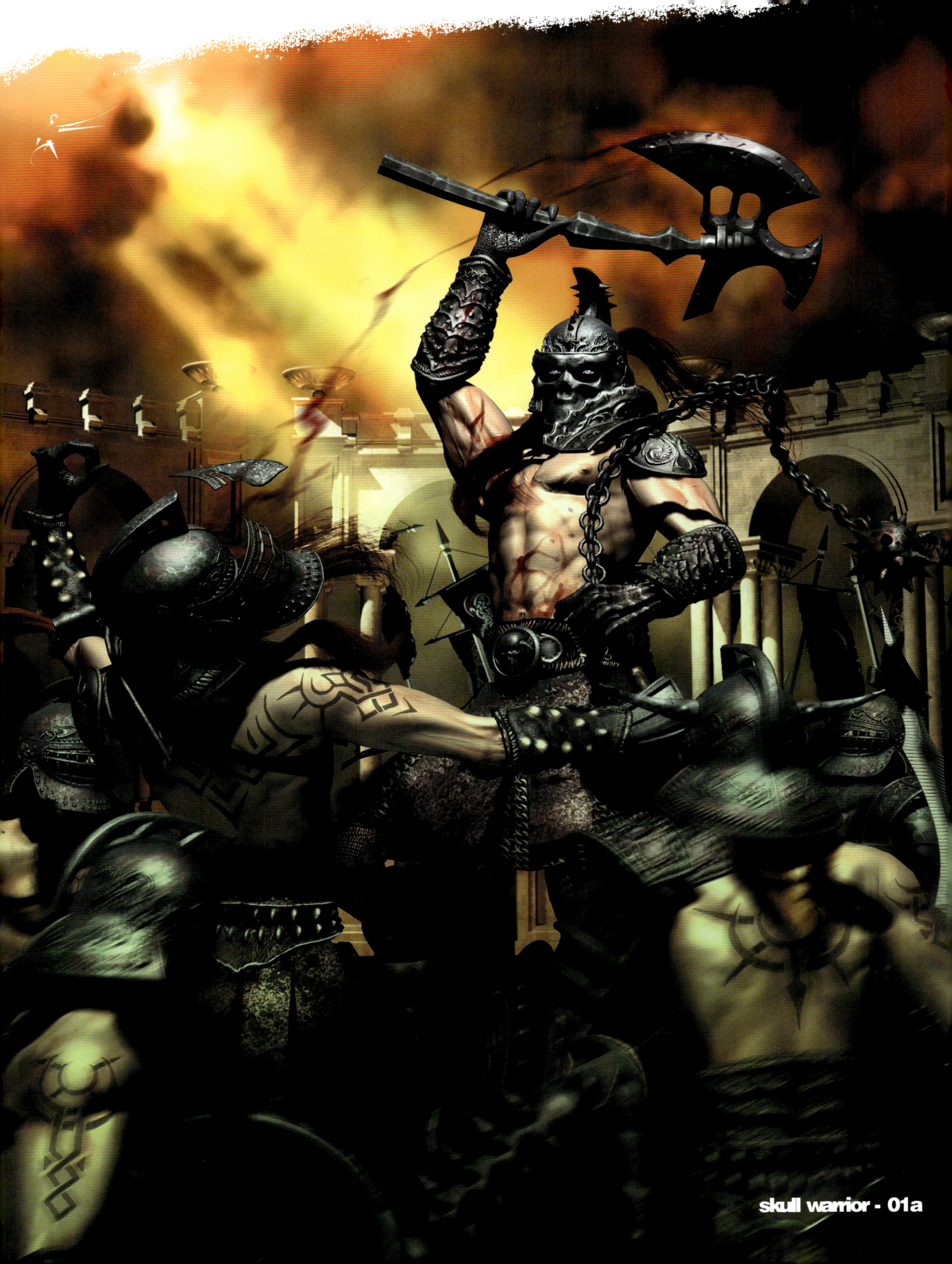

skull warrior - 01a

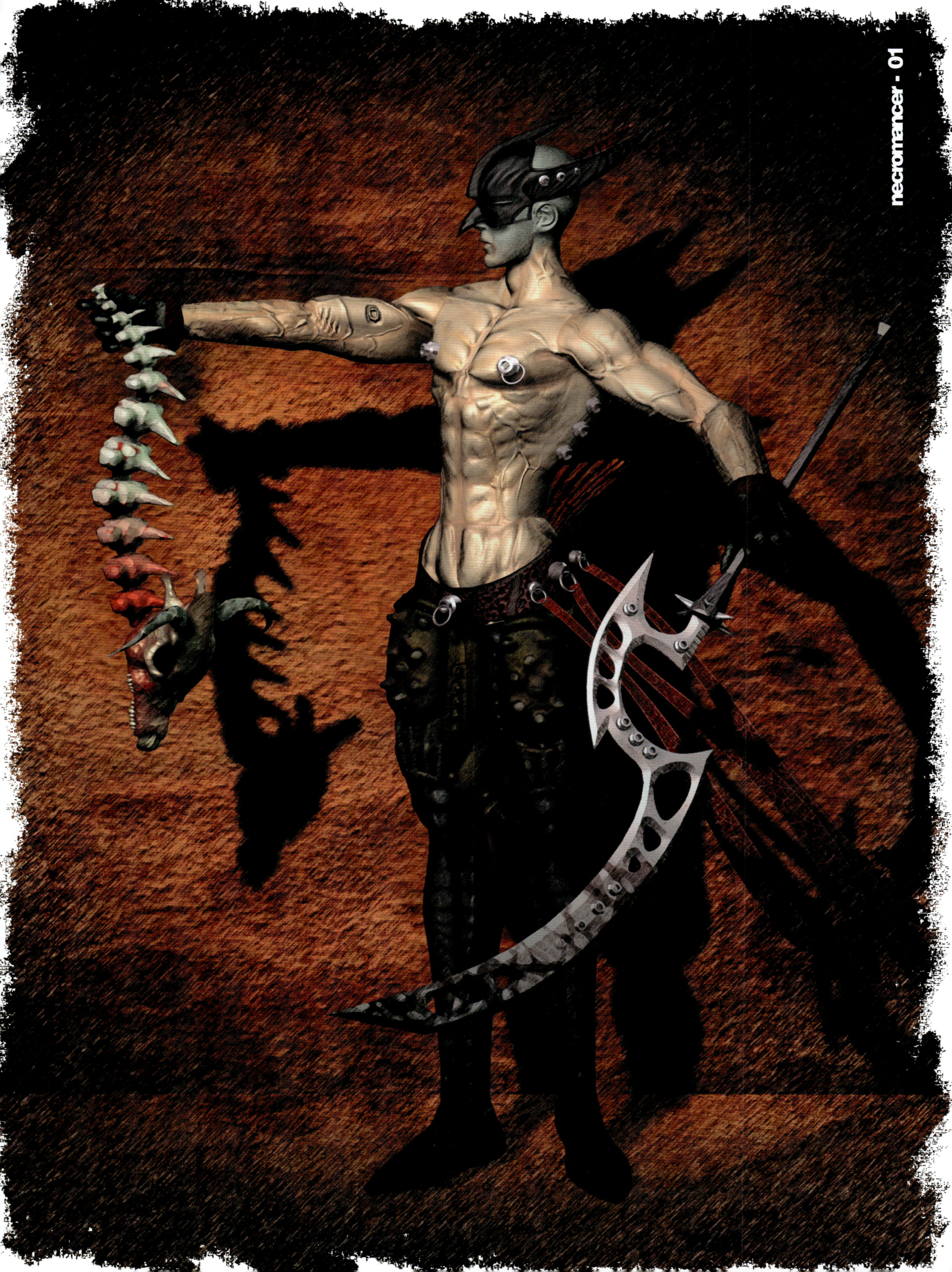
necromancer - 01

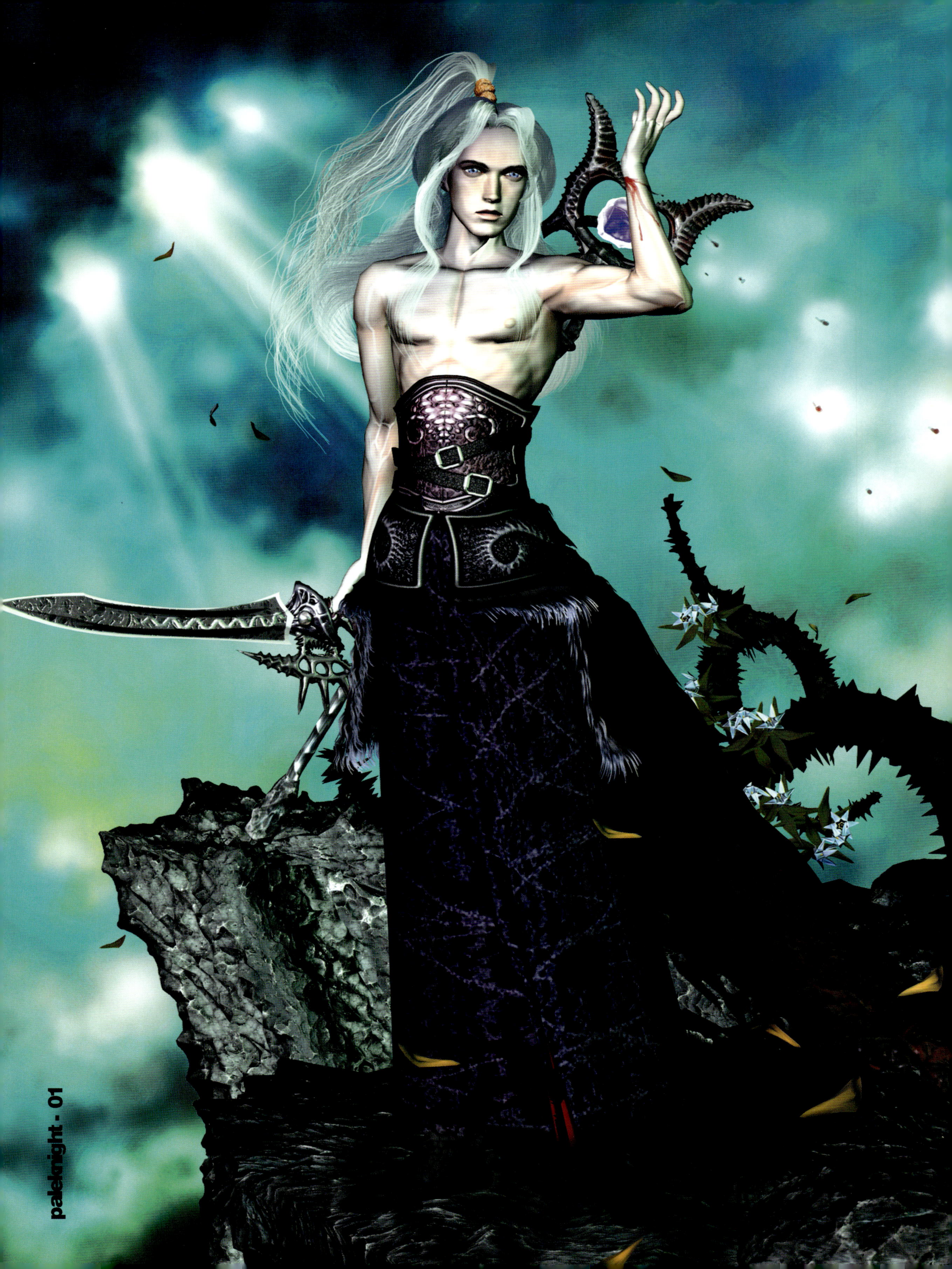

paleknight - 01

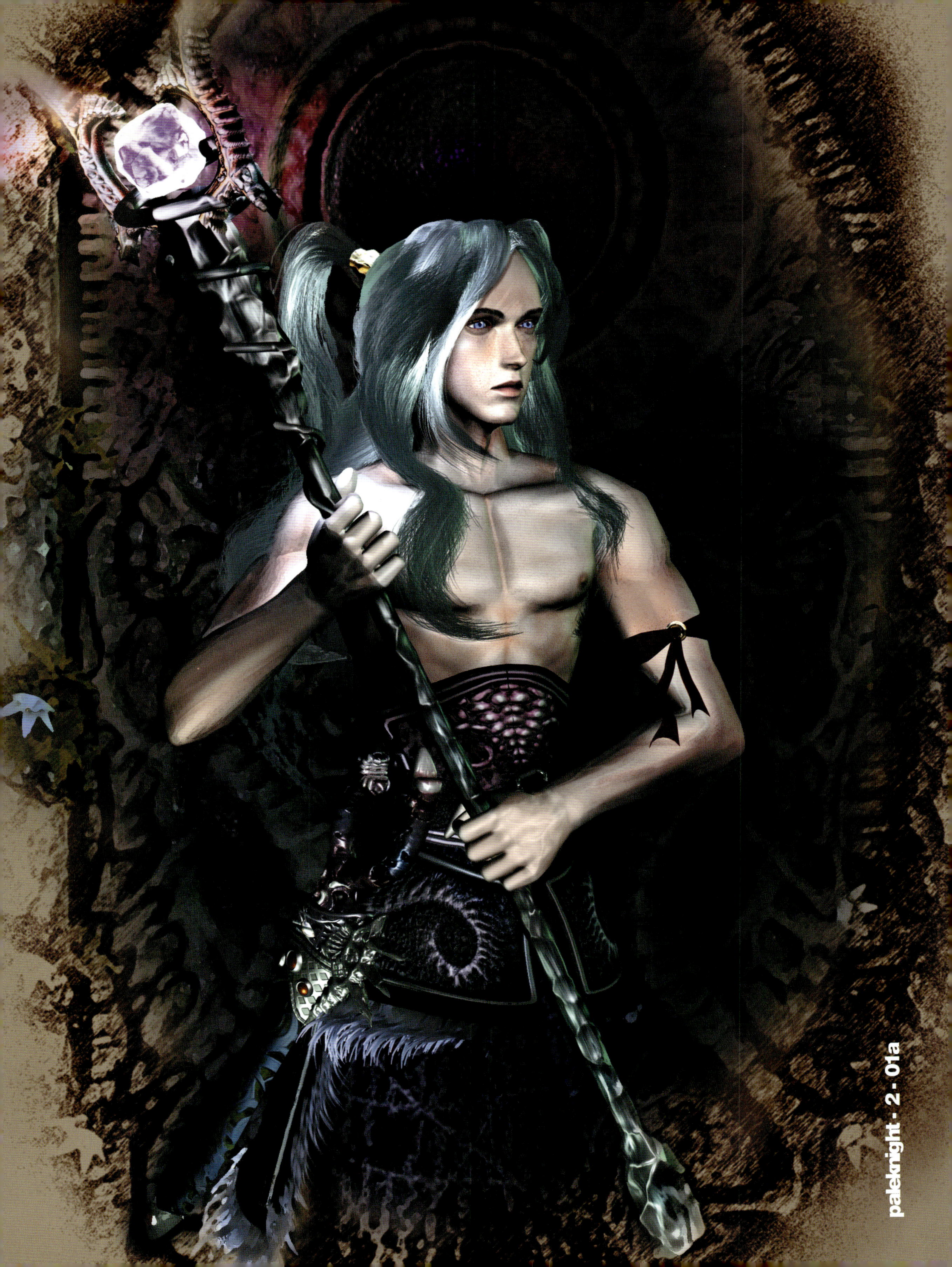
paleknight - 2 - 01a

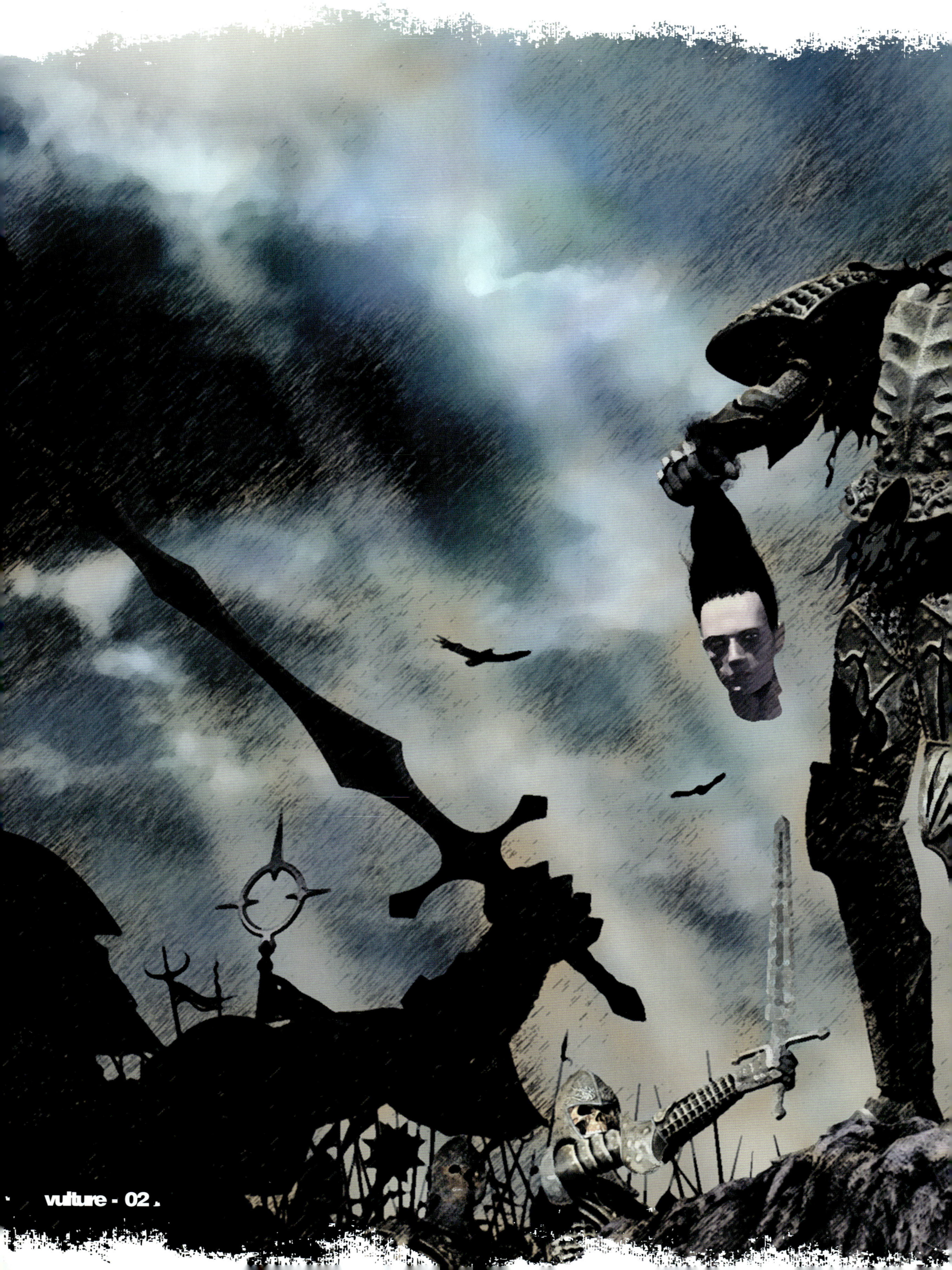

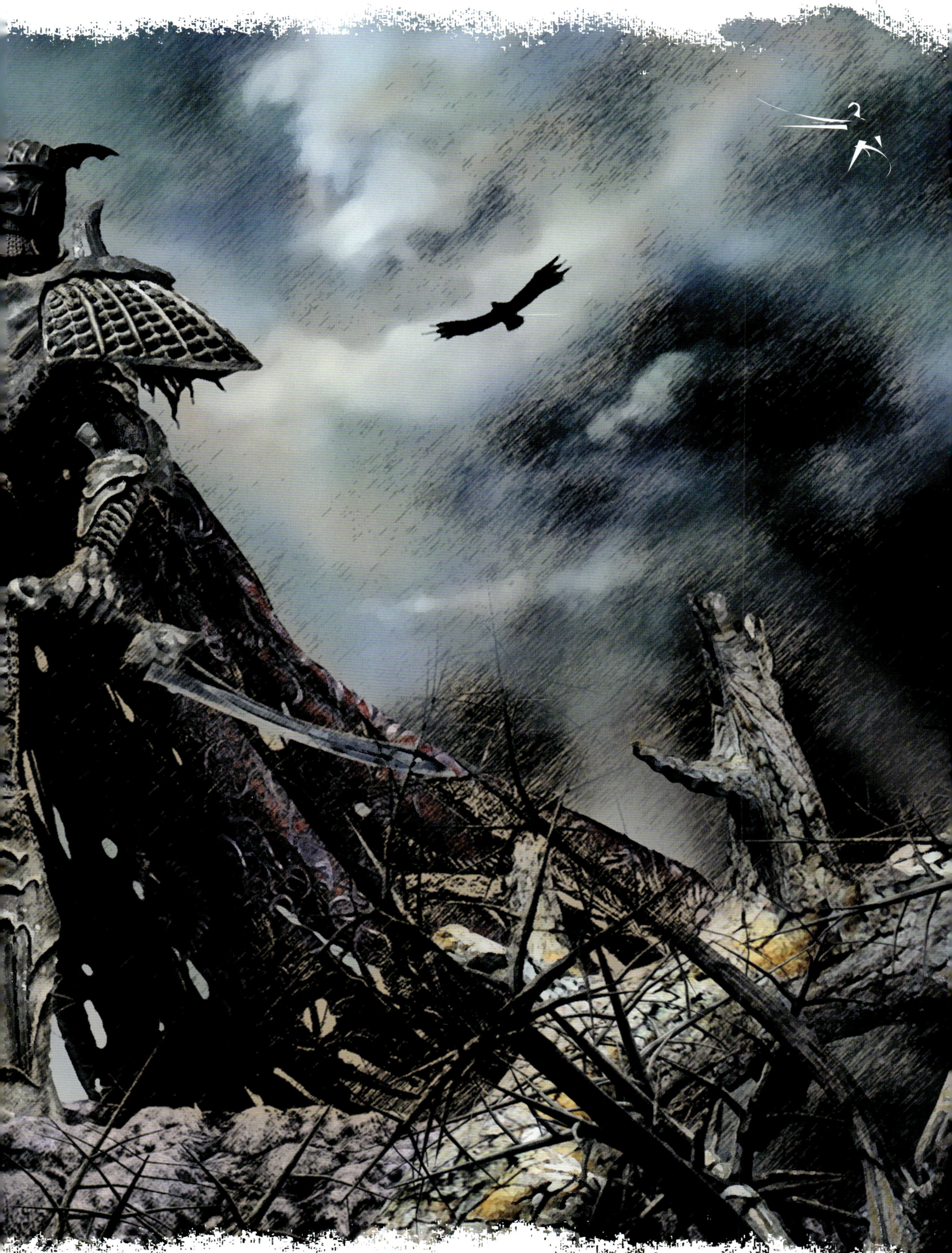

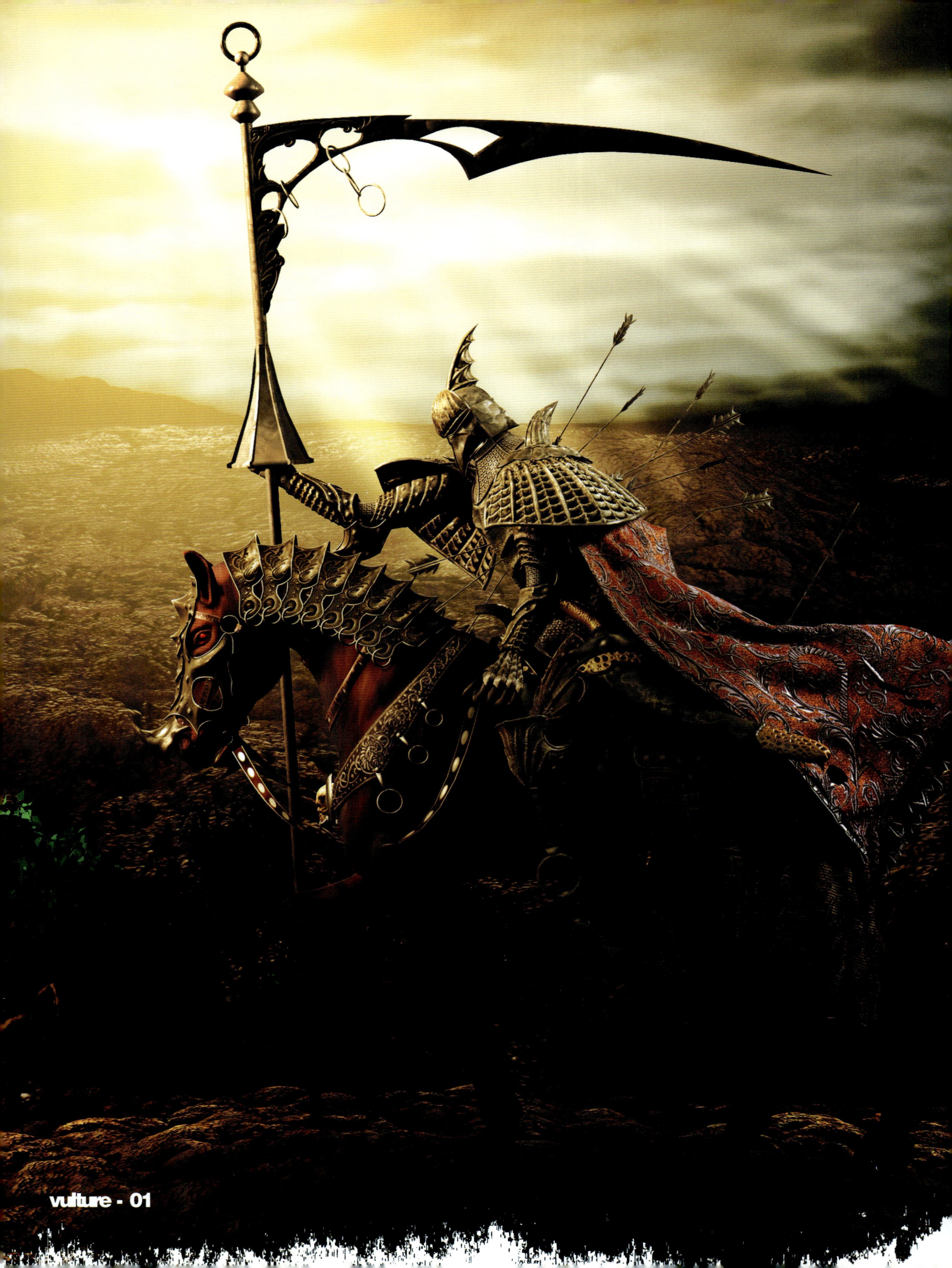

vulture - 01

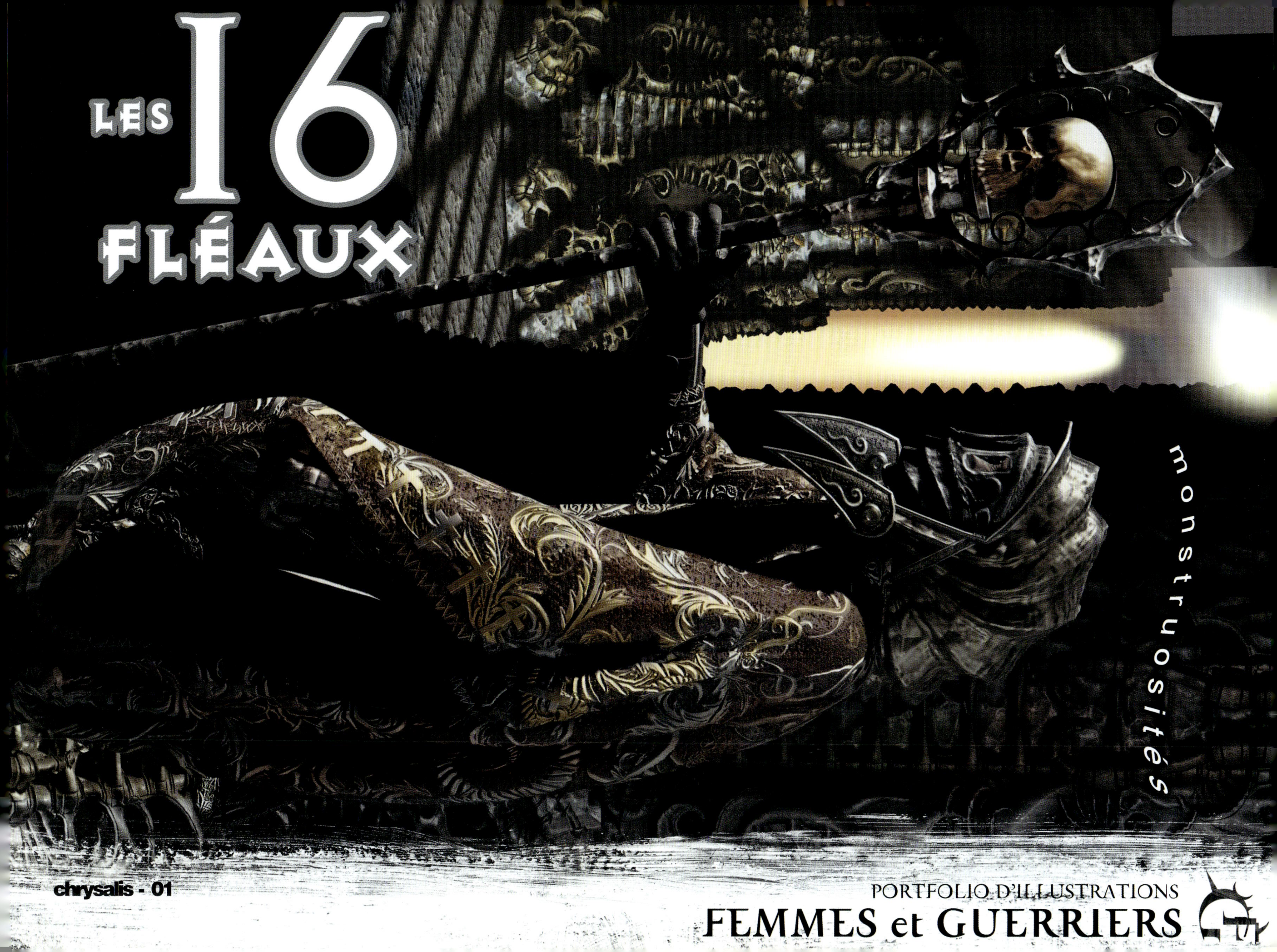
LES 16 FLÉAUX
monstruosités
chrysalis - 01
PORTFOLIO D'ILLUSTRATIONS
FEMMES et GUERRIERS

gas soul - 01

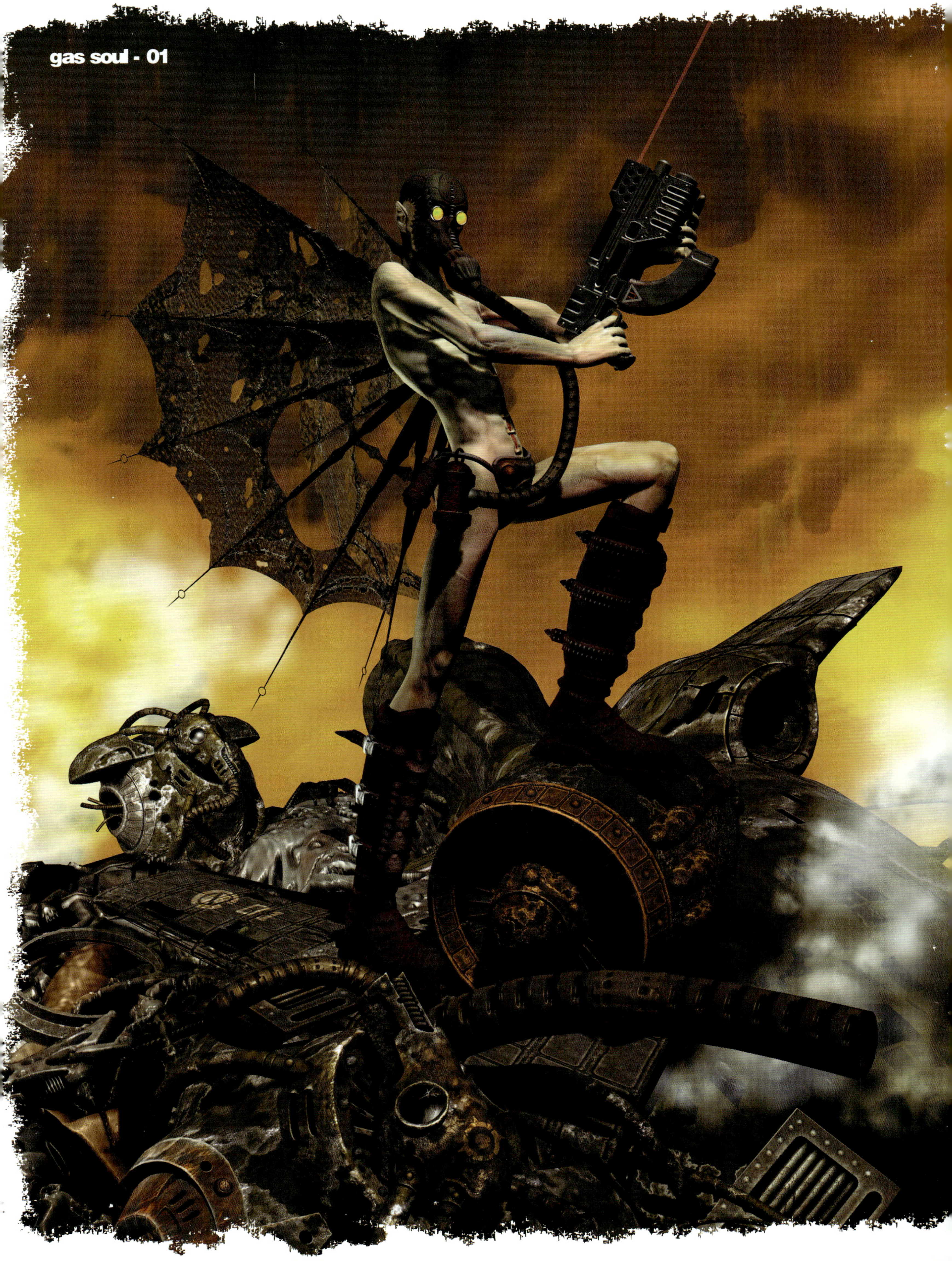

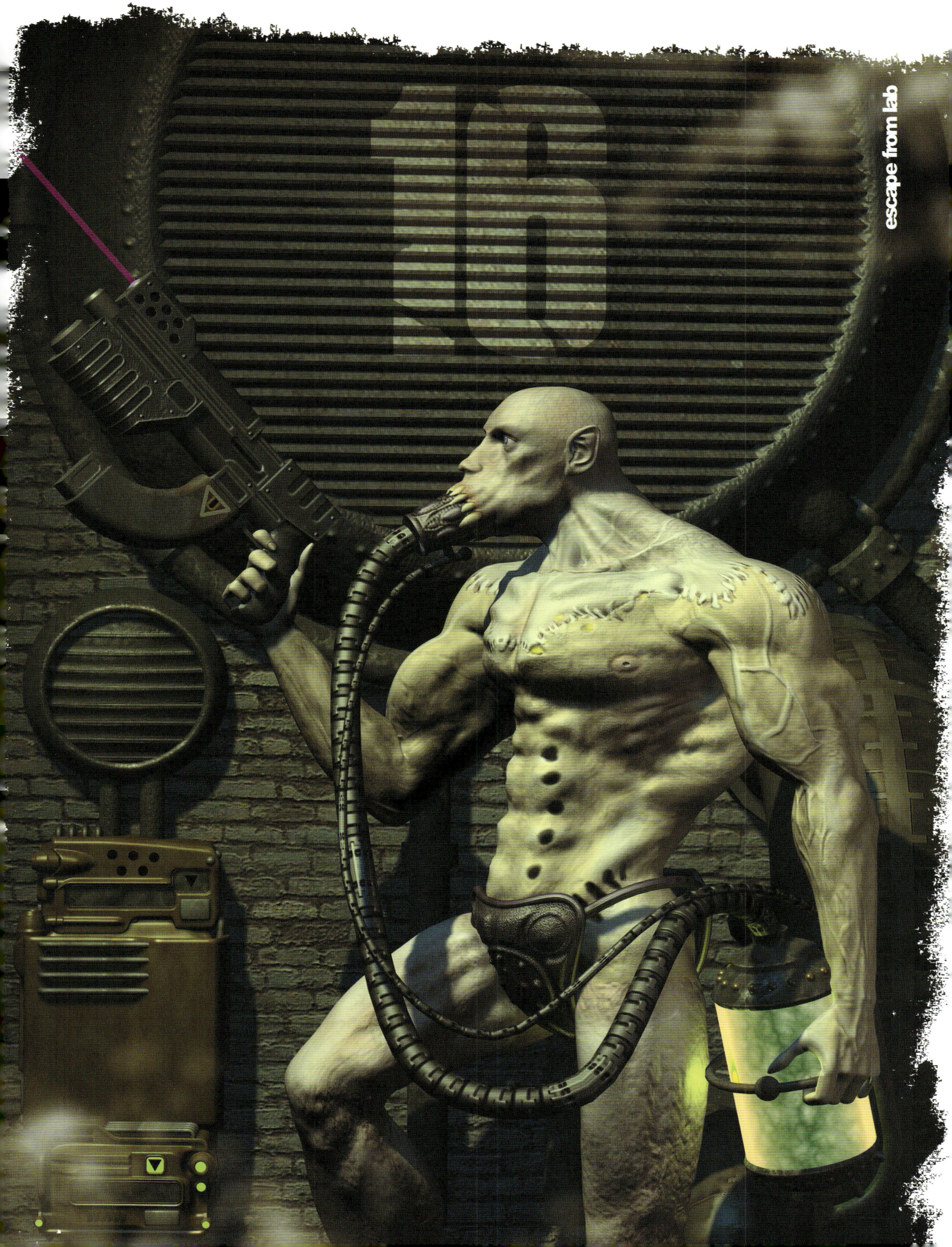

escape from lab

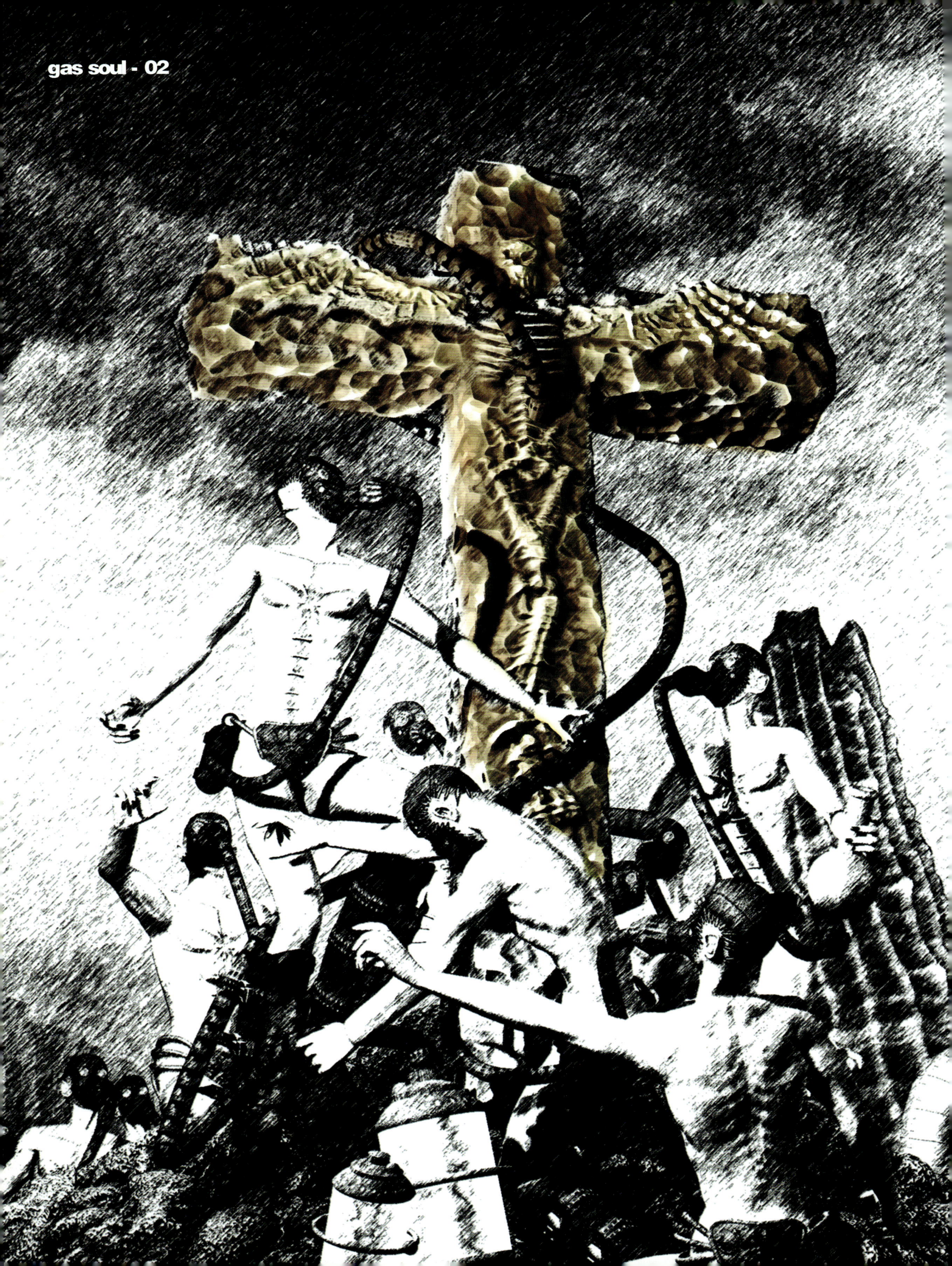
gas soul - 02

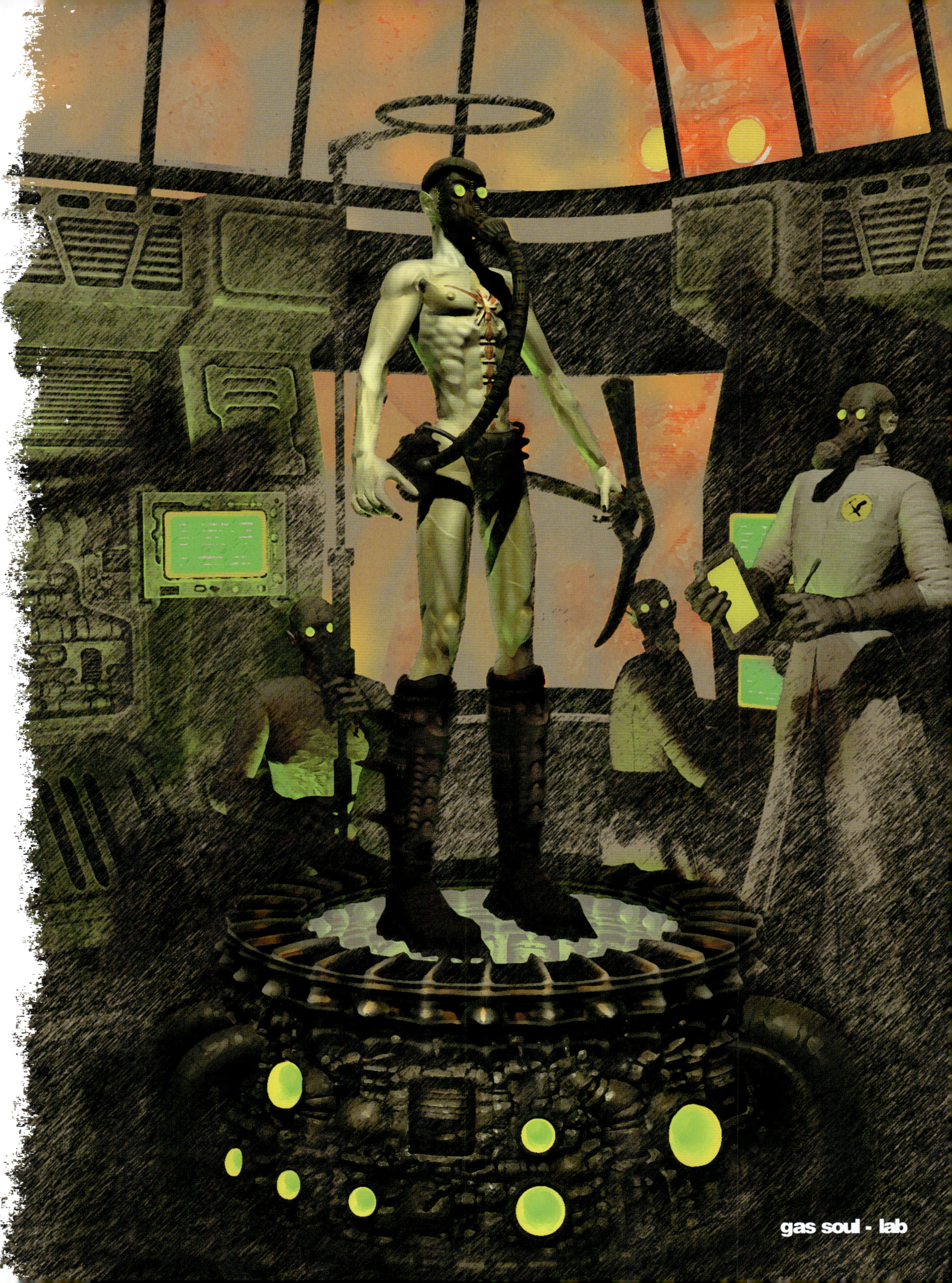

gas soul - lab

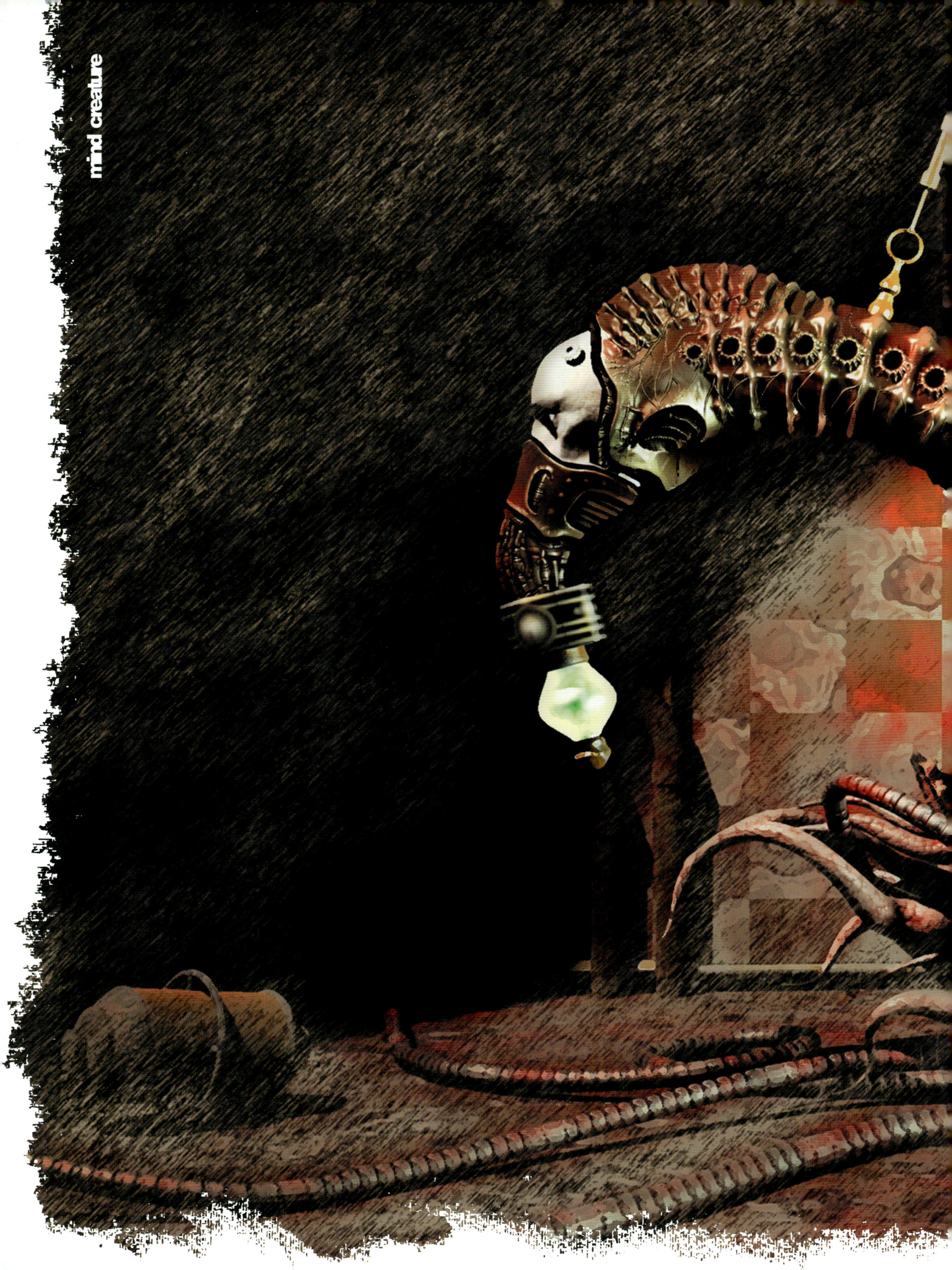

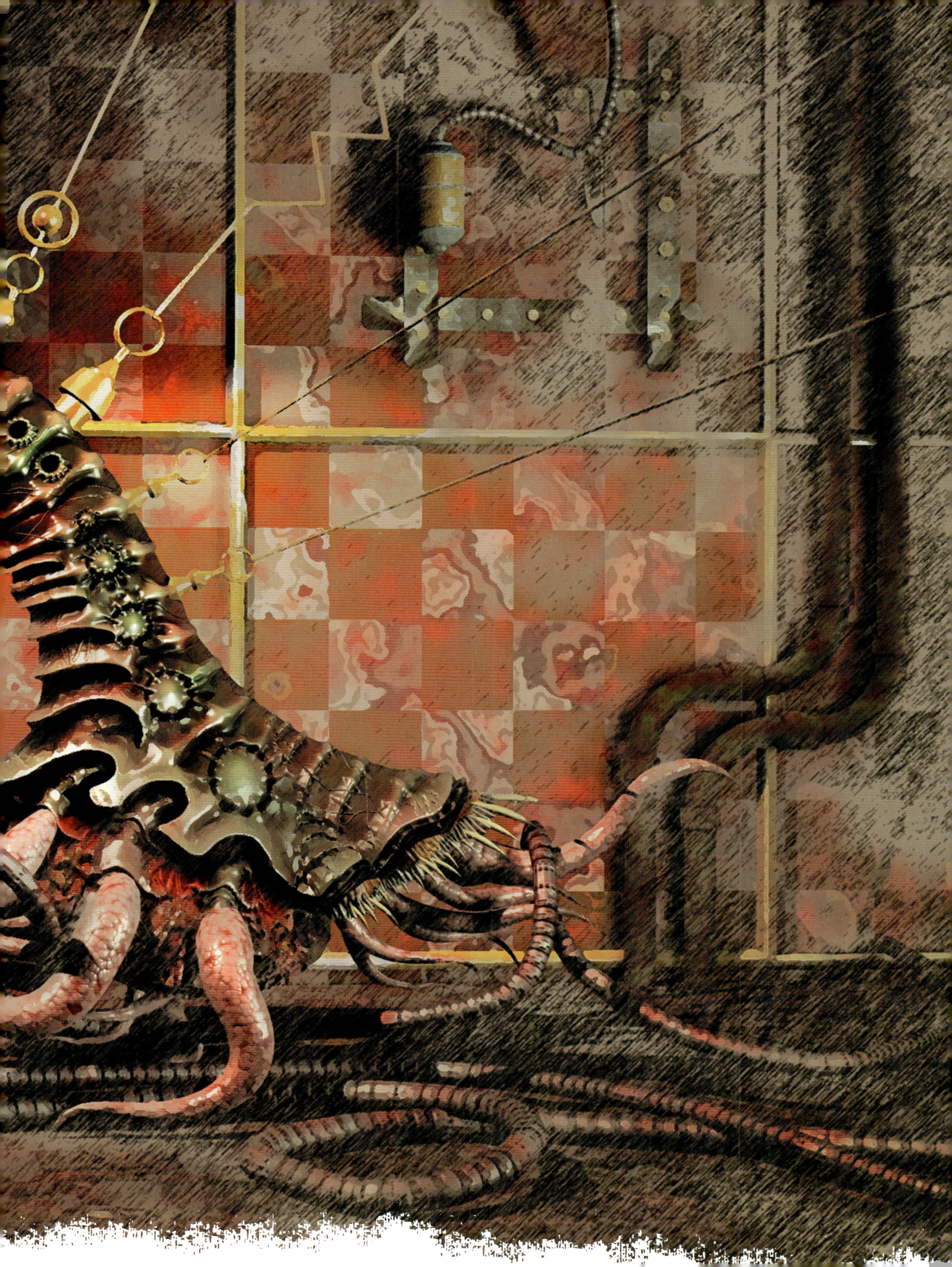

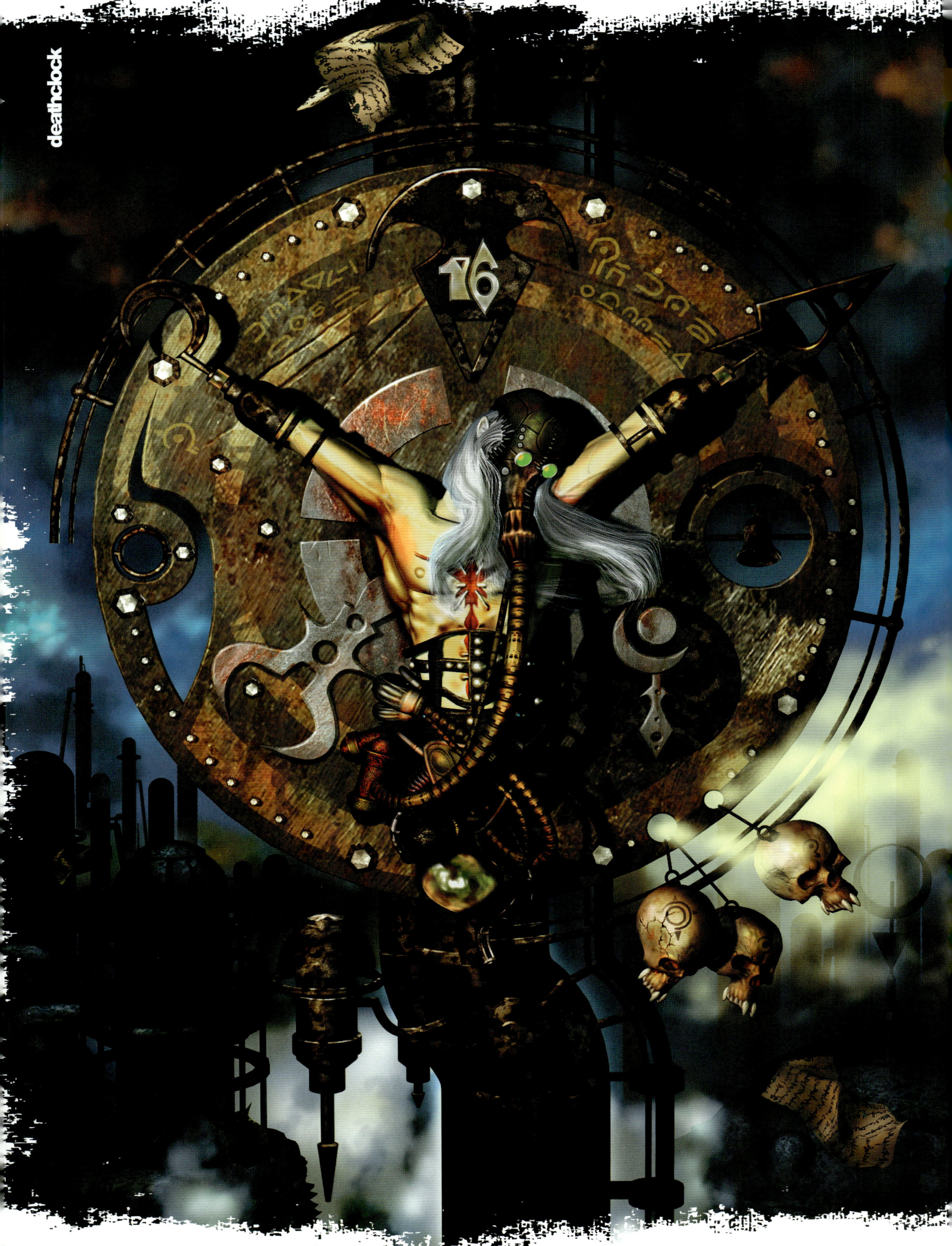
16

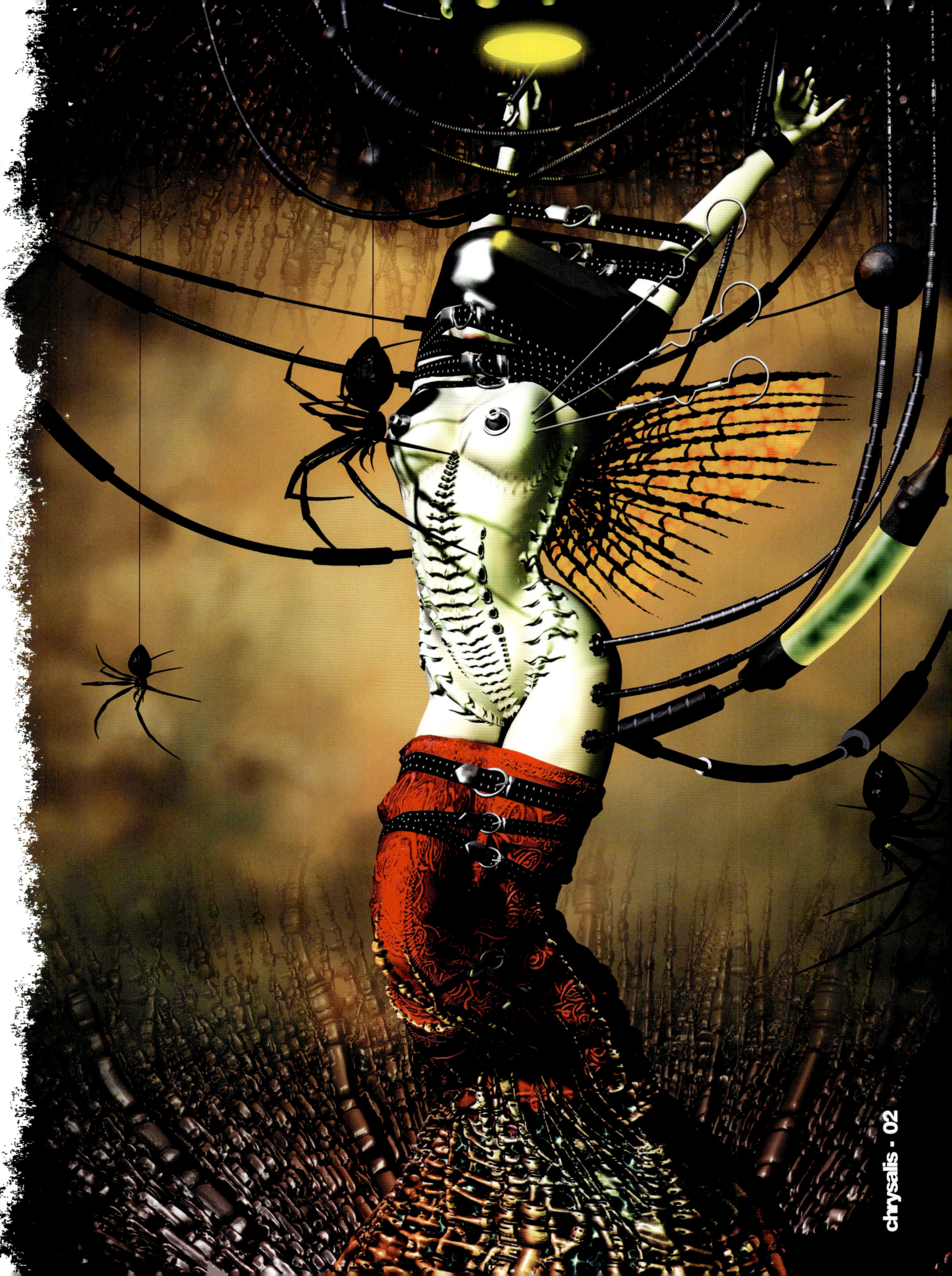

chrysalis - 02

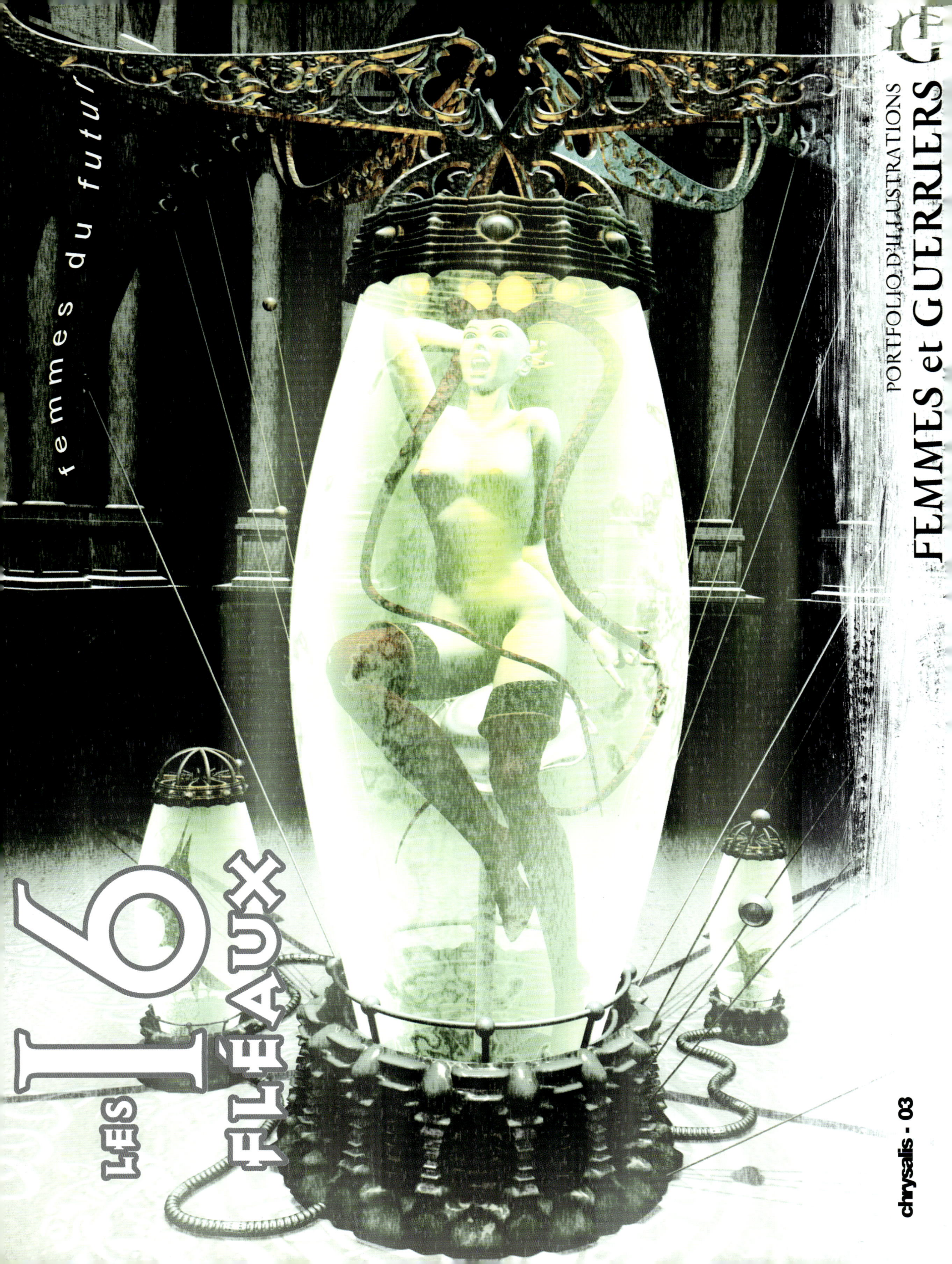
femmes du futur
PORTFOLIO D'ILLUSTRATIONS
FEMMES et GUERRIERS
LES 16 FLÉAUX
chrysalis - 03

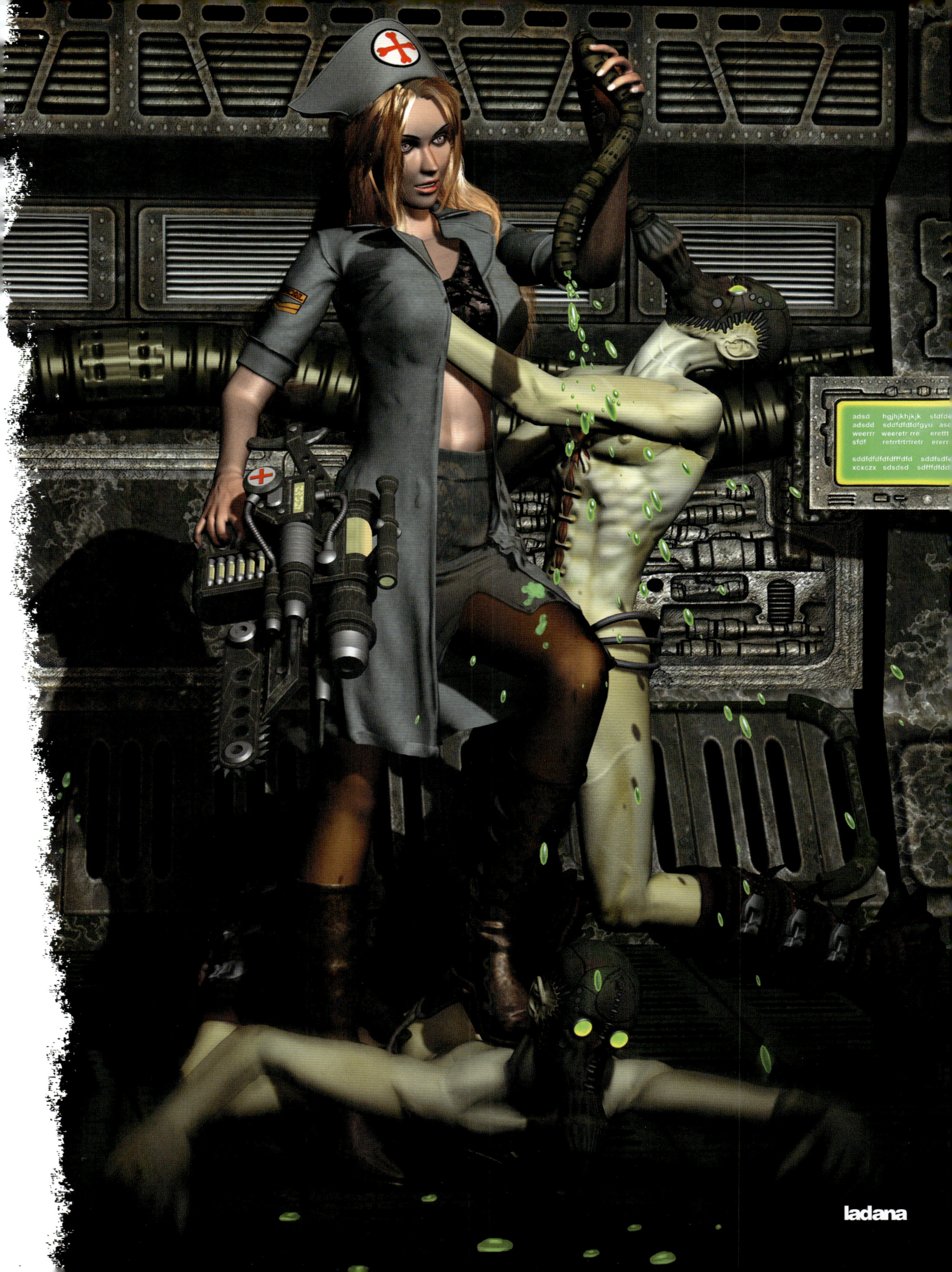

ladana

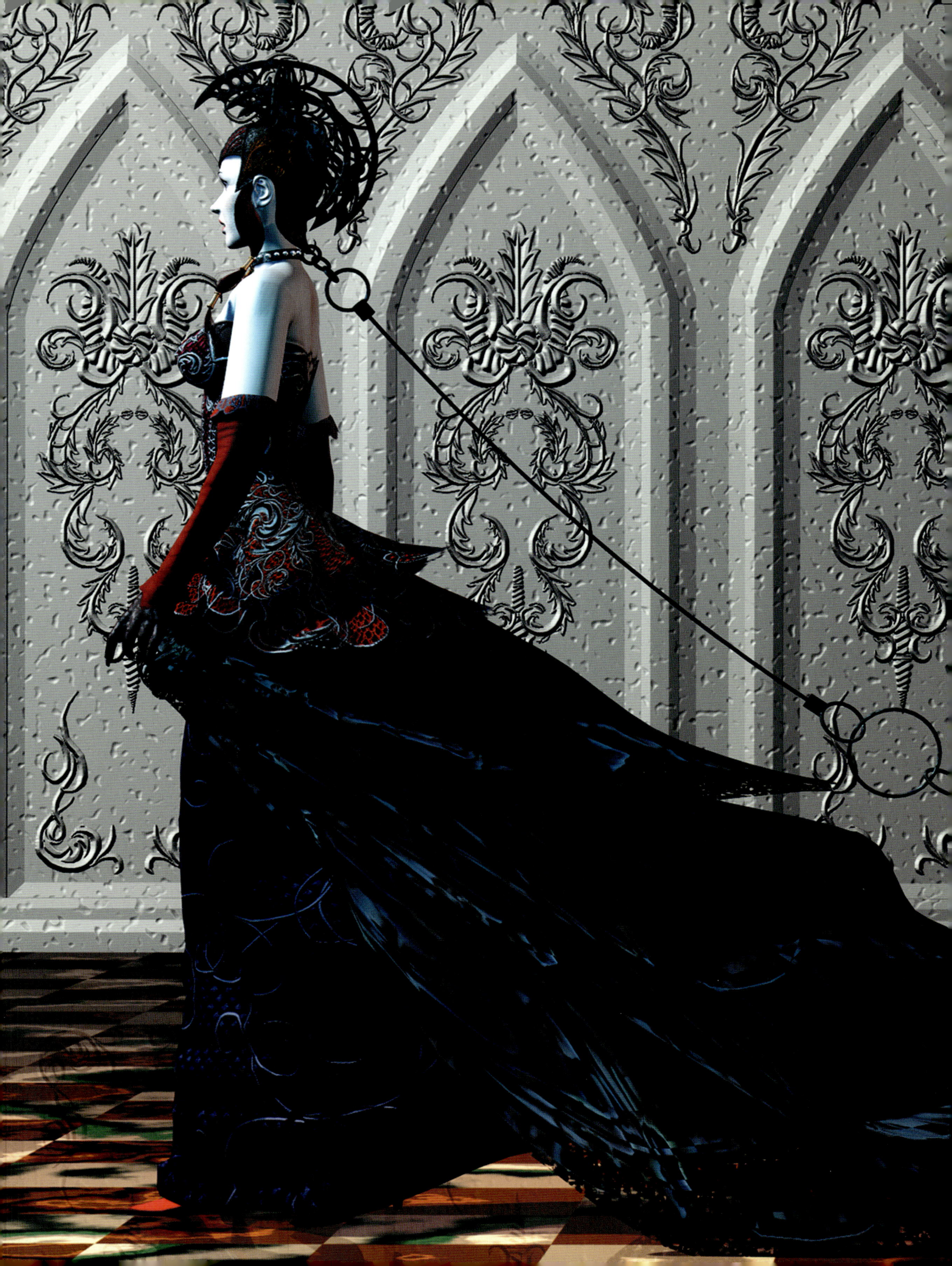

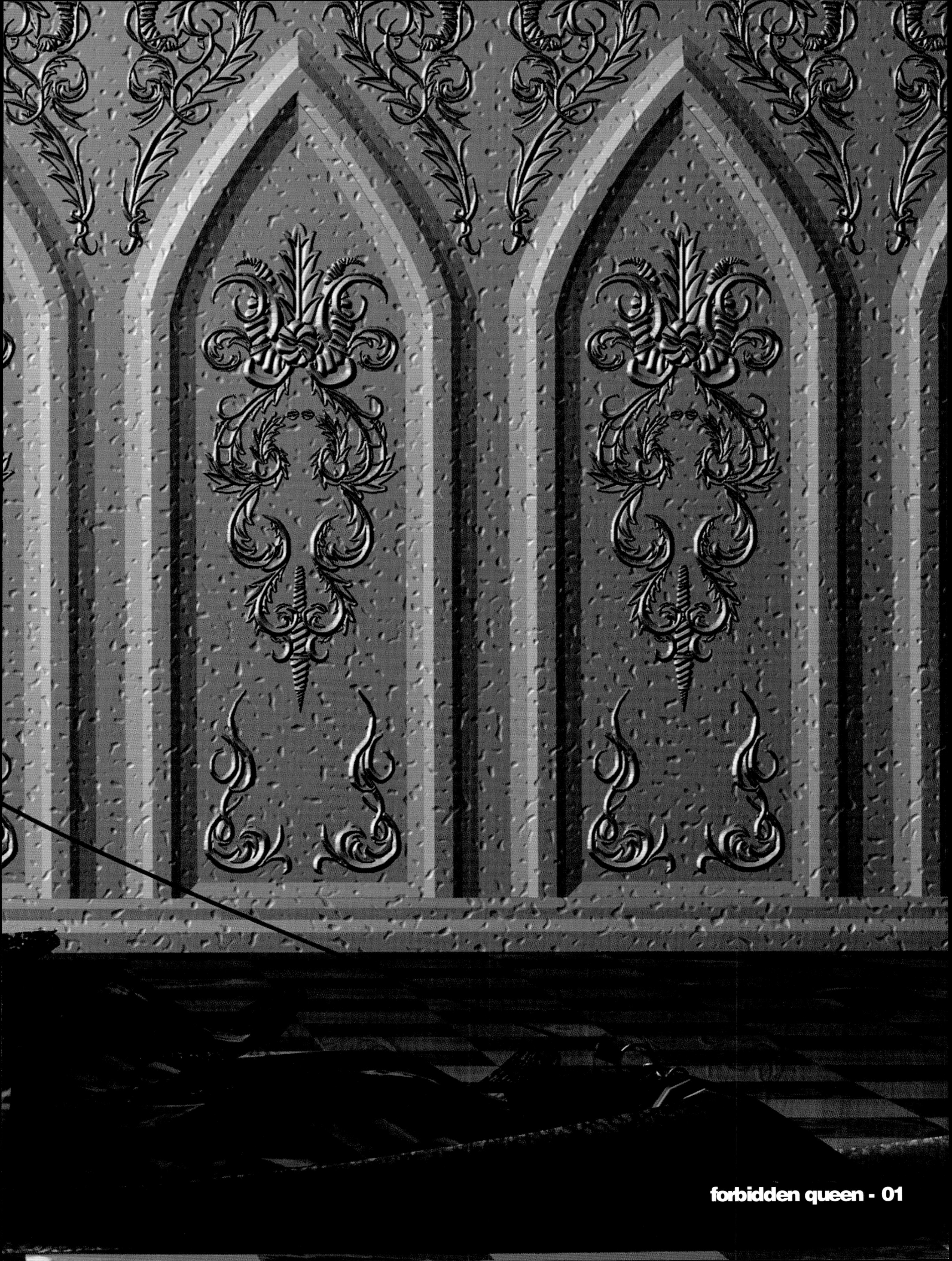

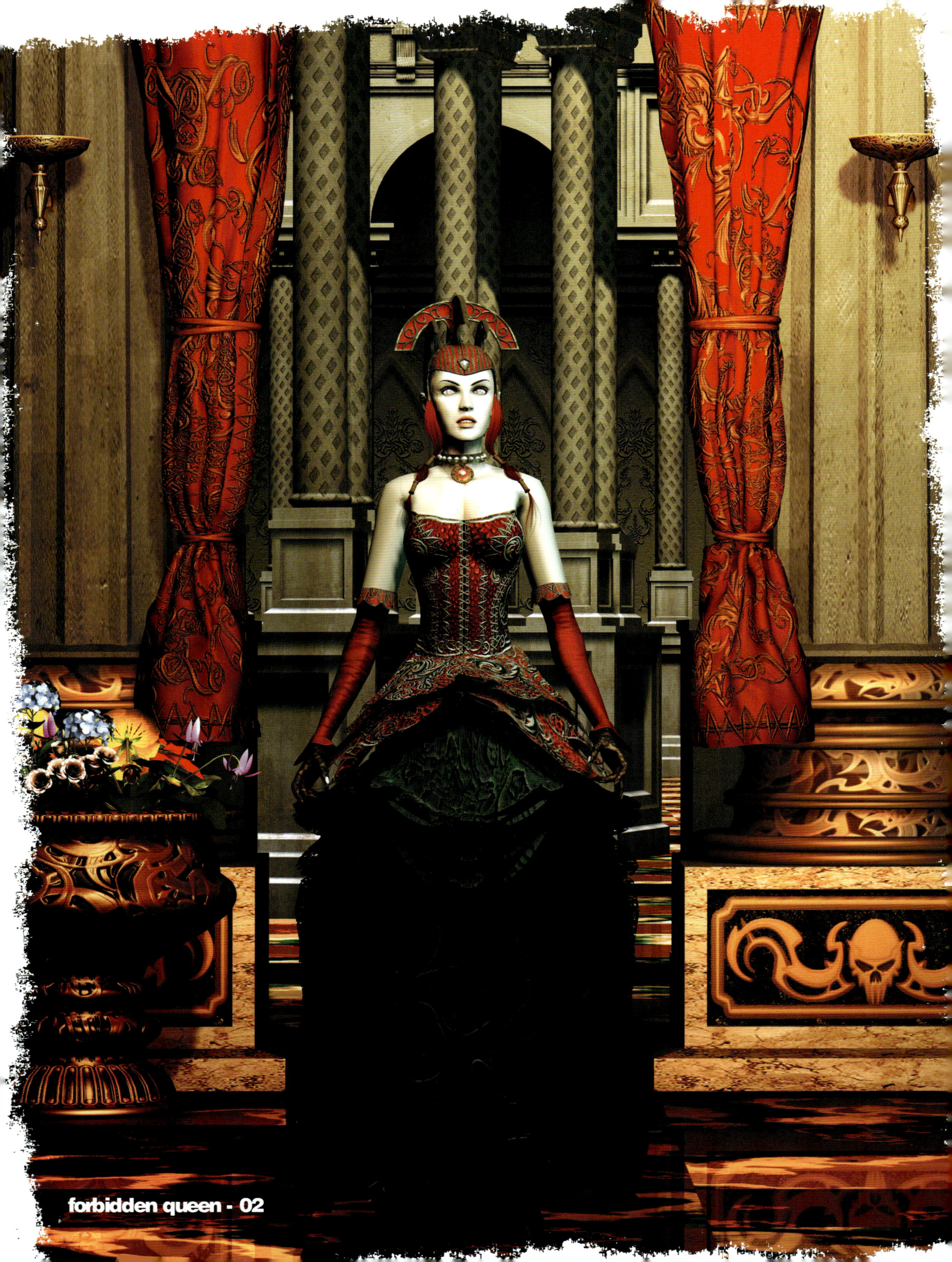

forbidden queen - 02

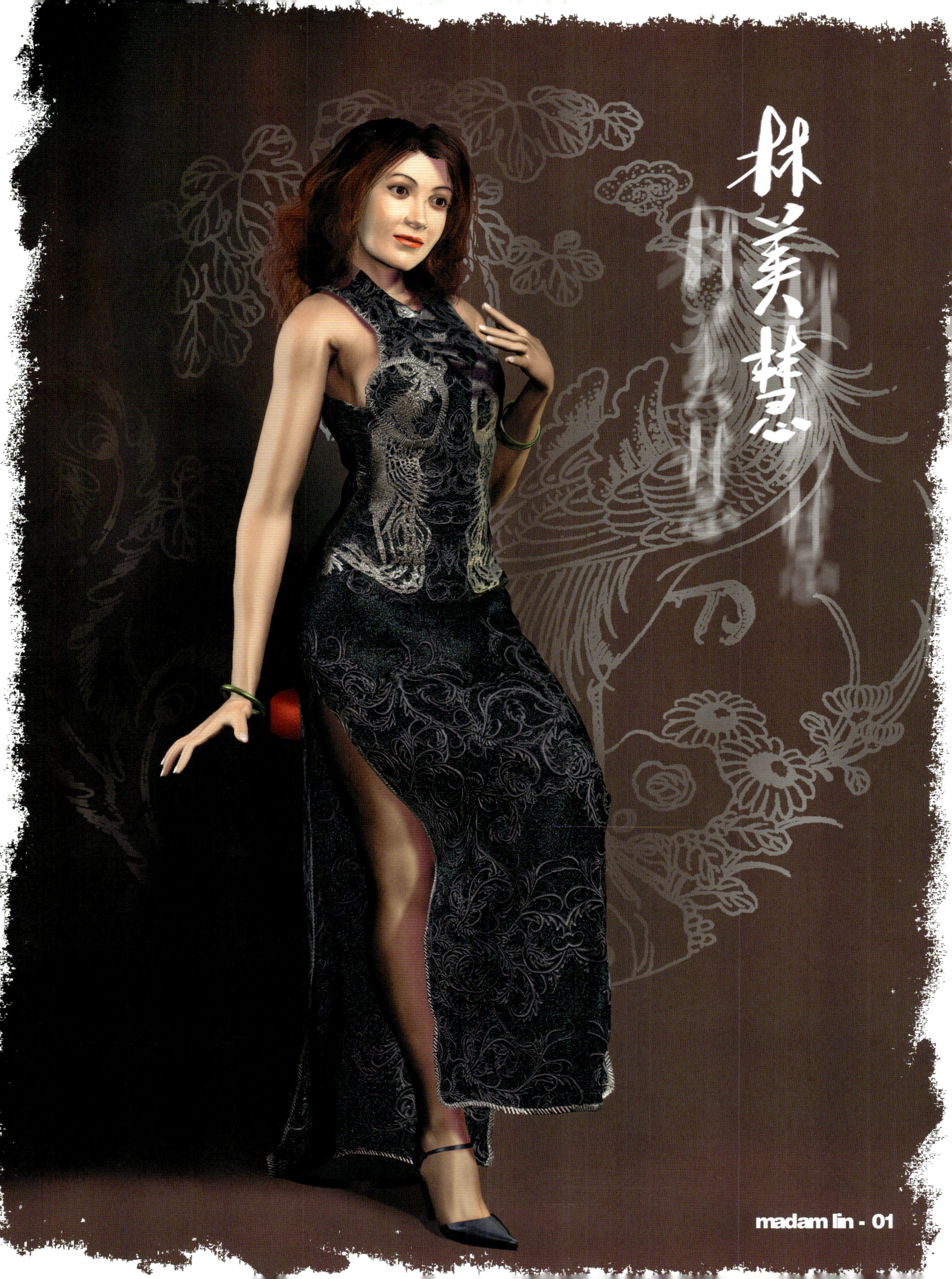
林美慧
madam lin - 01

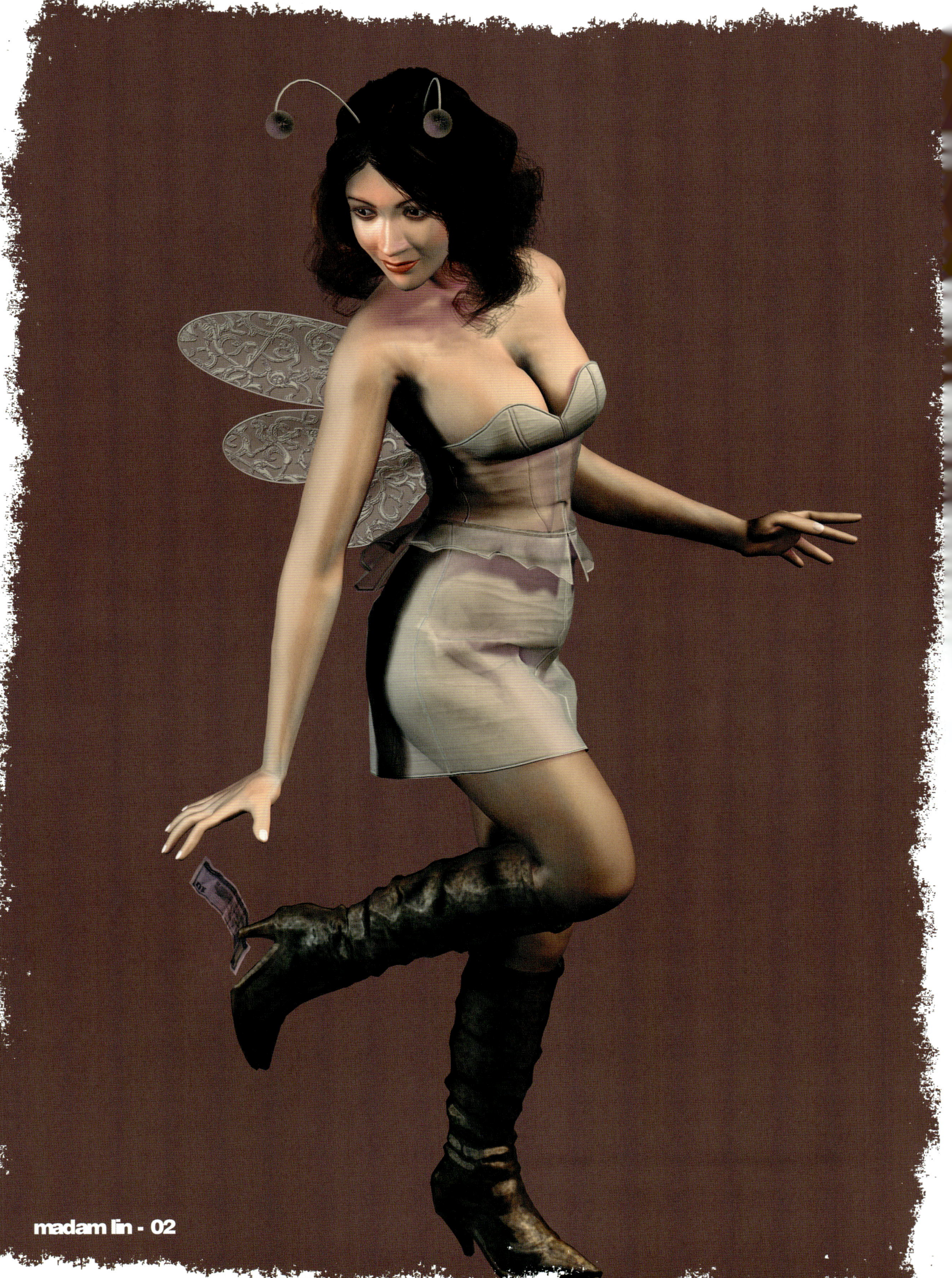

madam lin - 02

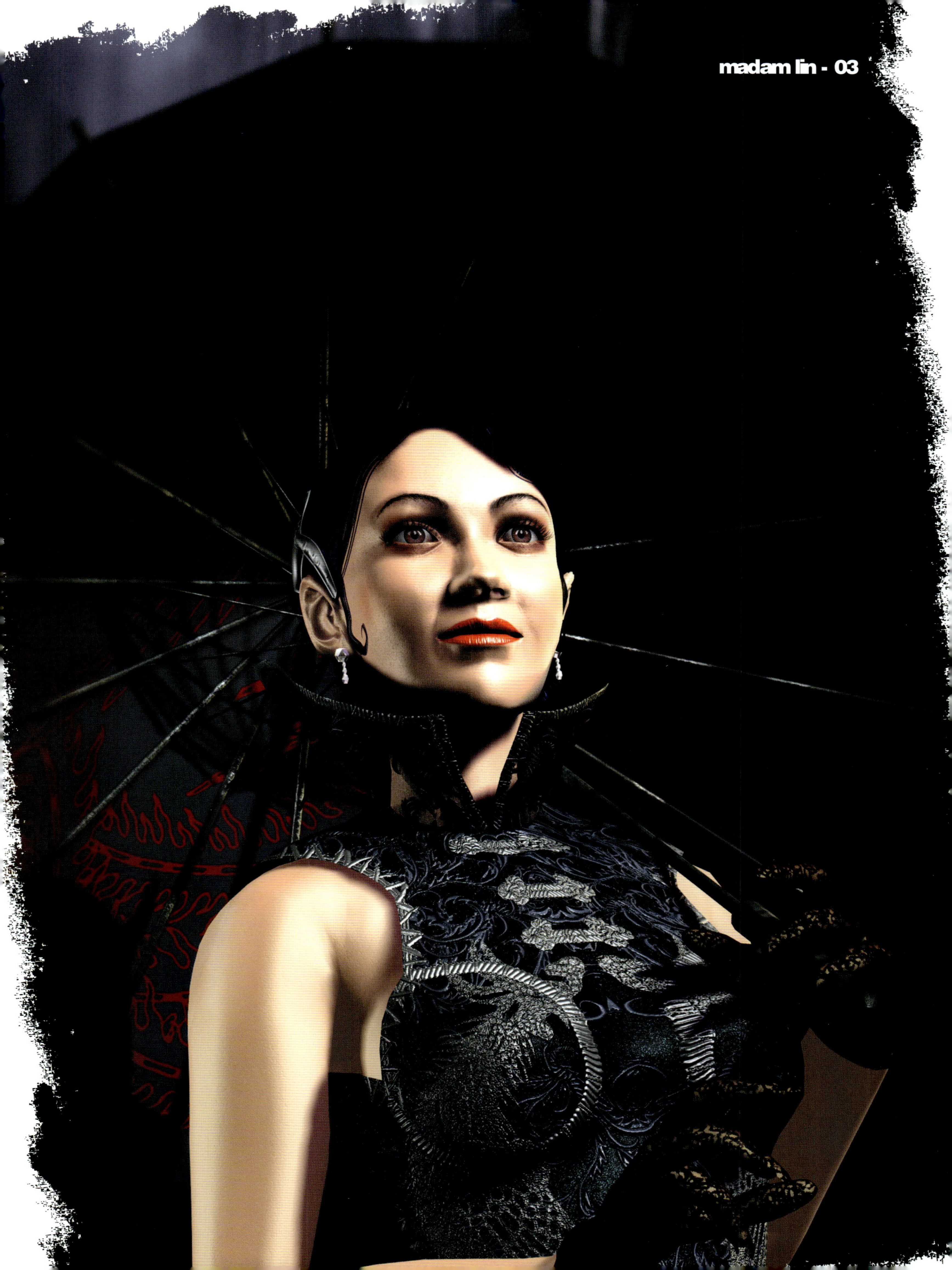

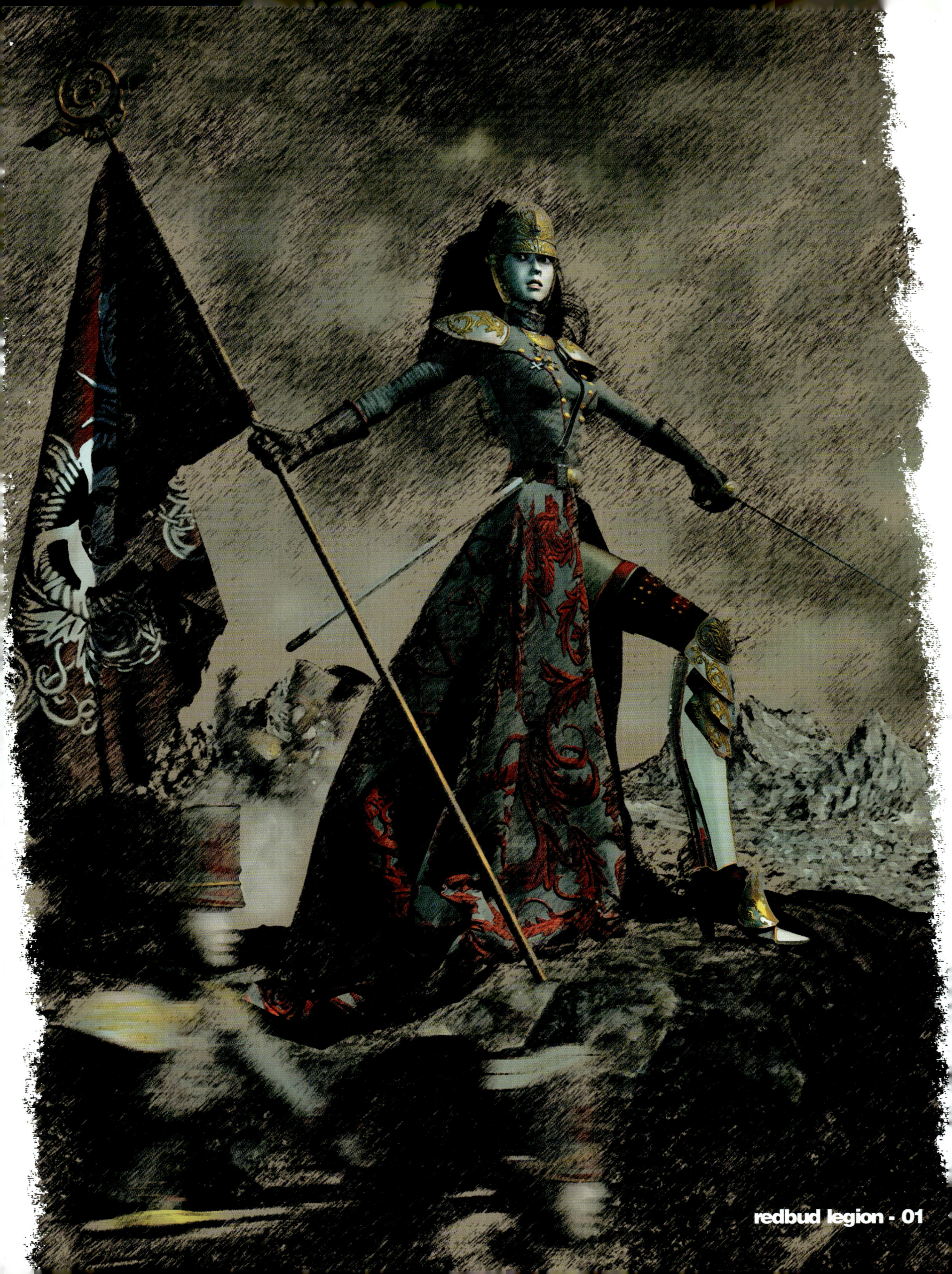

redbud legion - 01

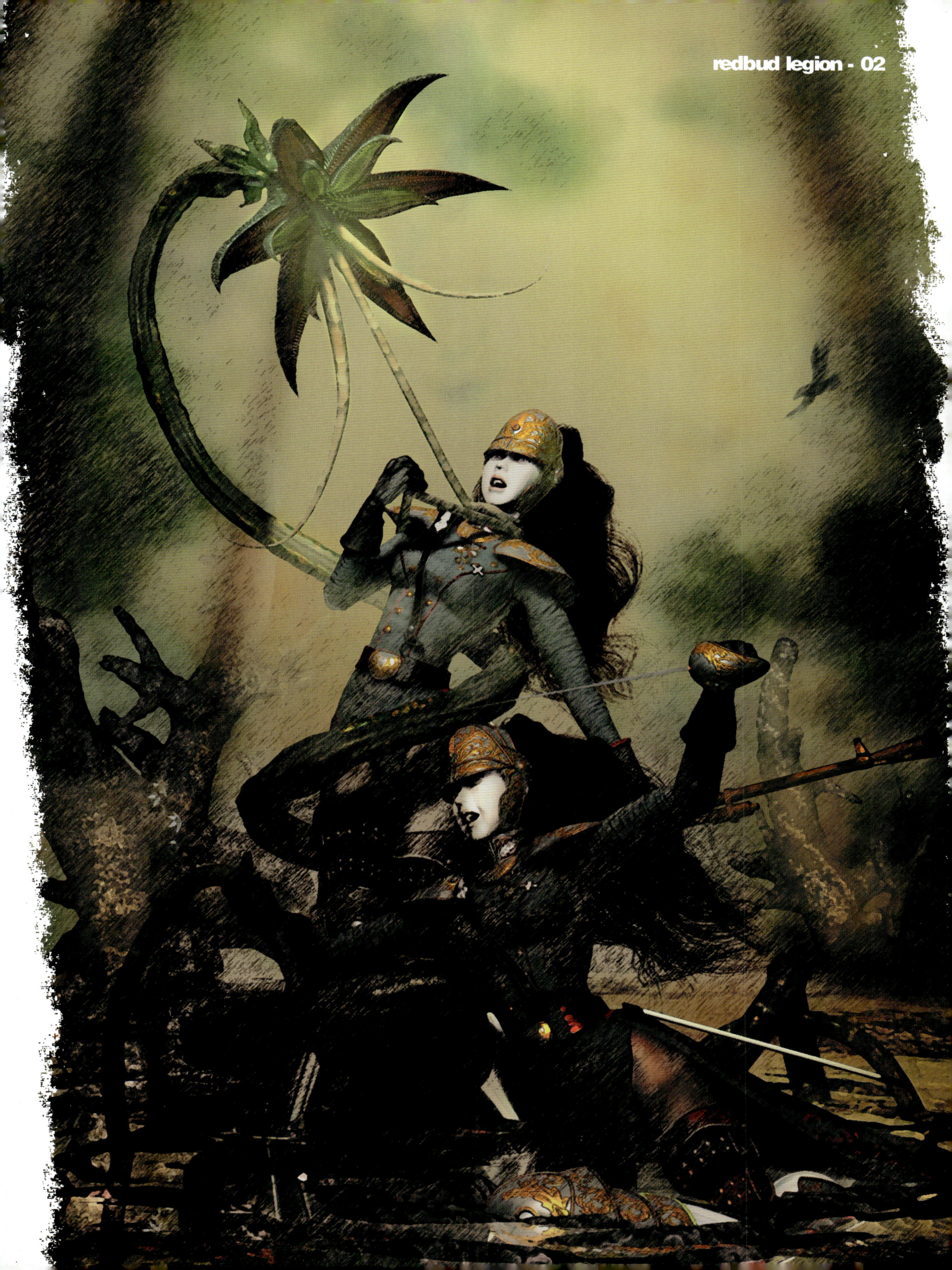

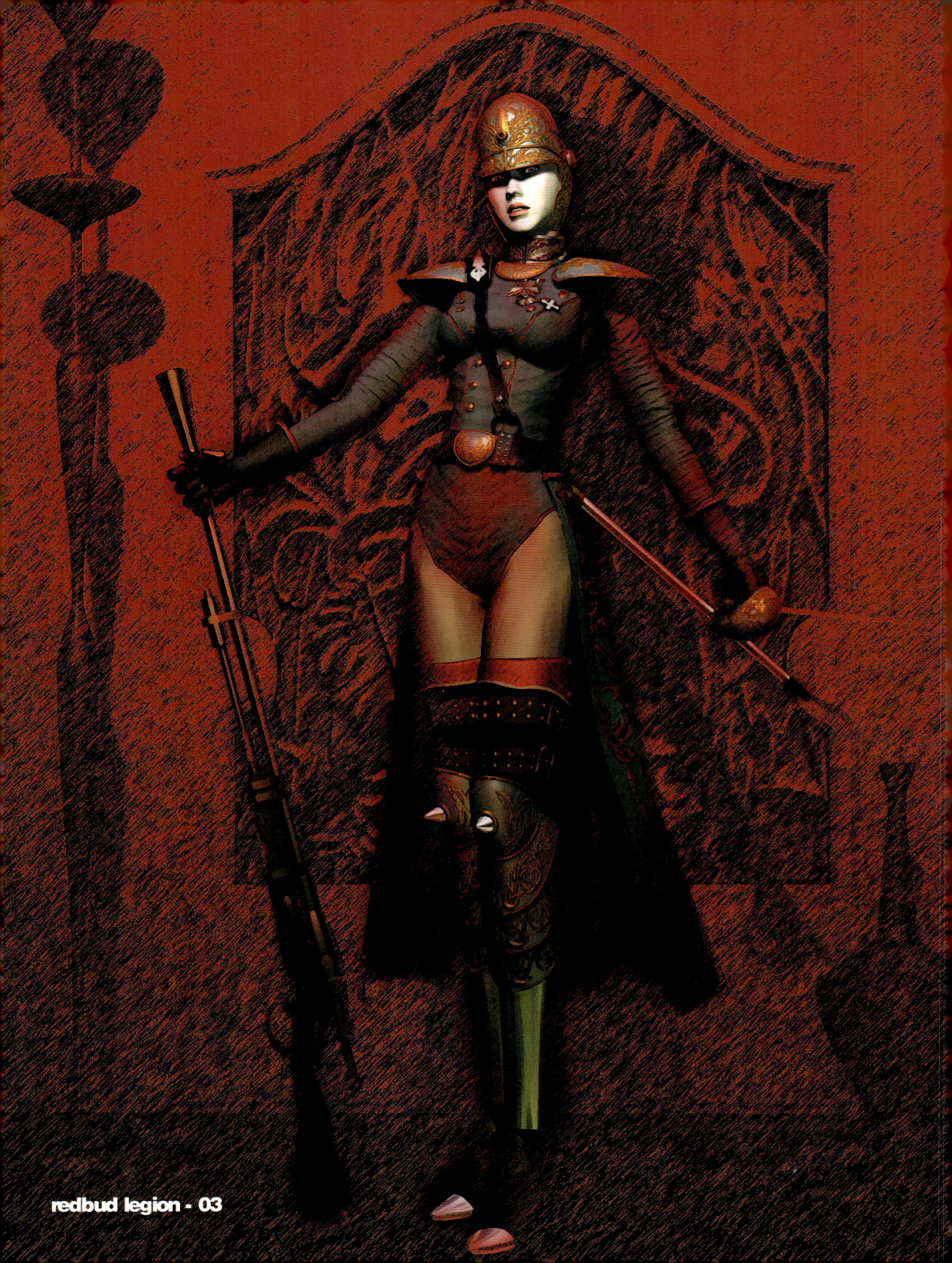

redbud legion - 03

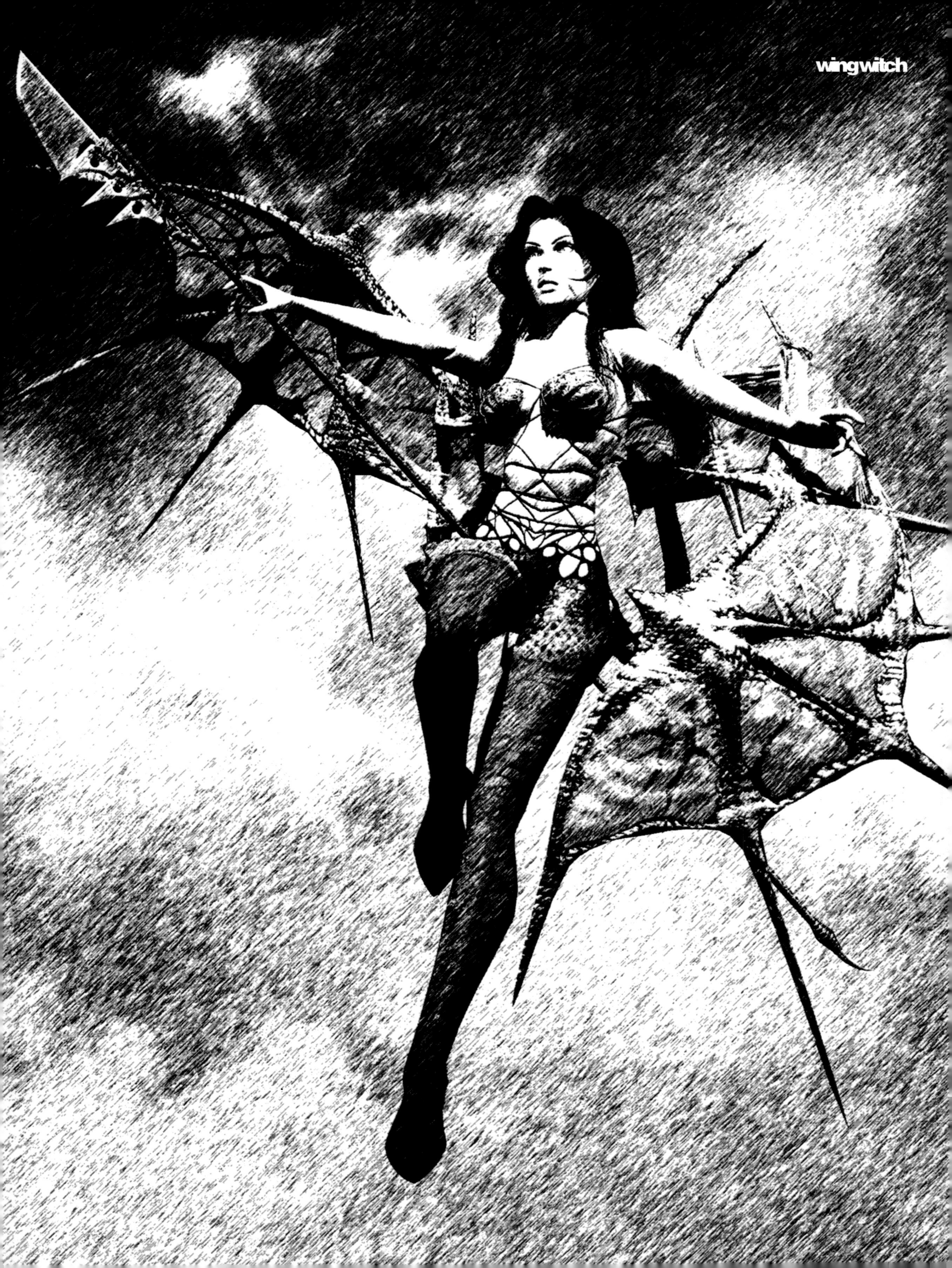
wingwitch

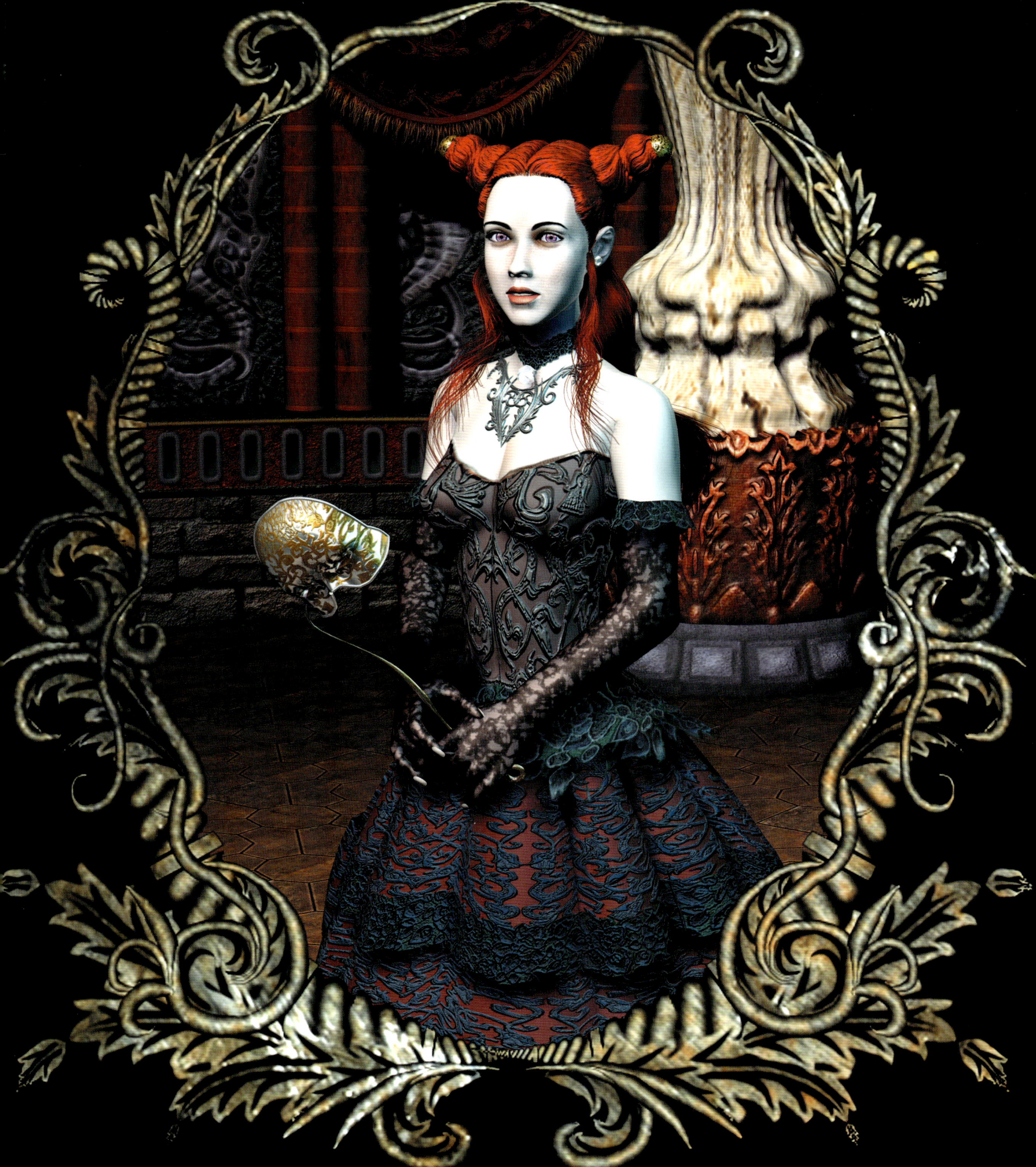

swamp devil - 01

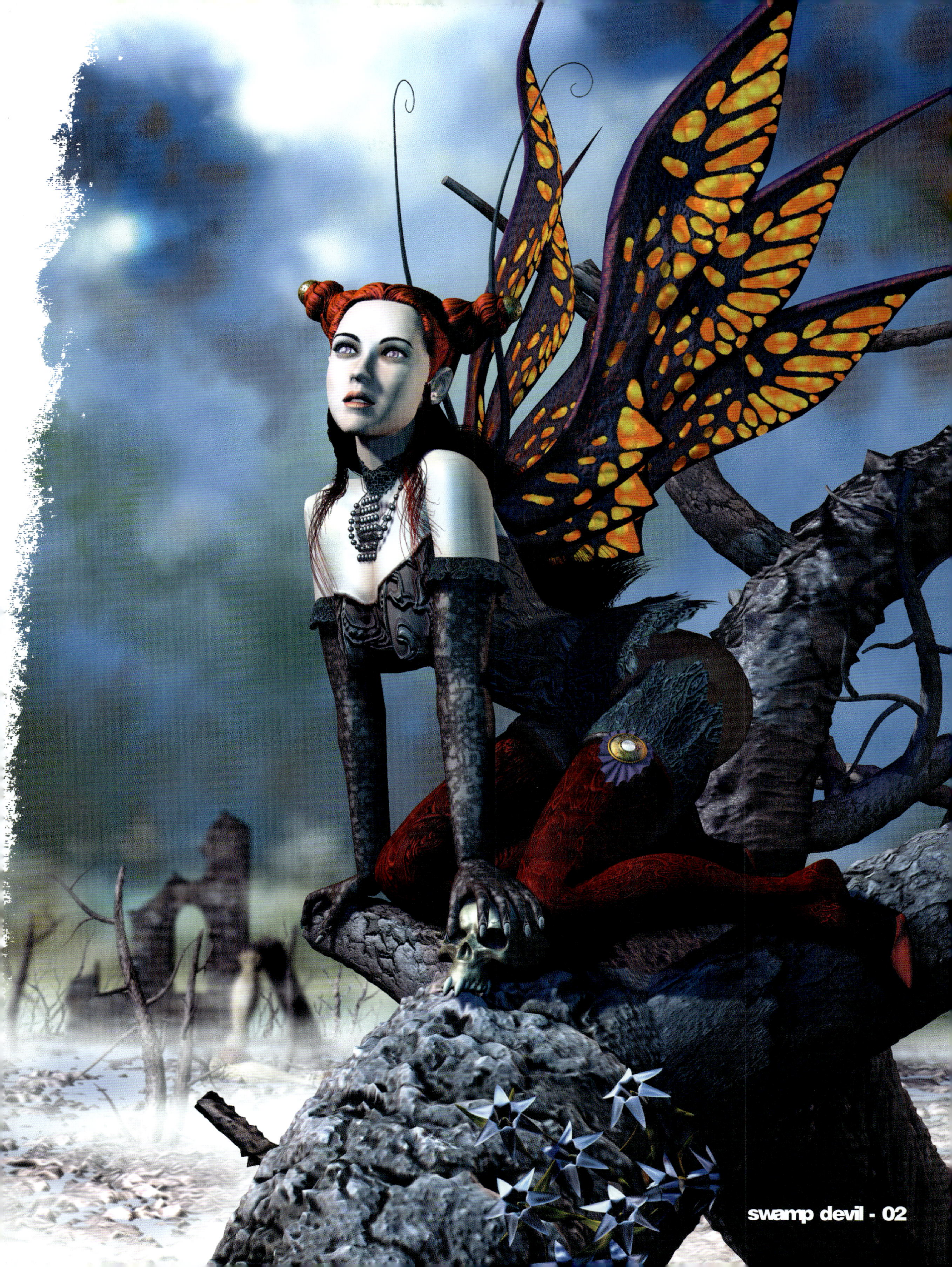

swamp devil - 02

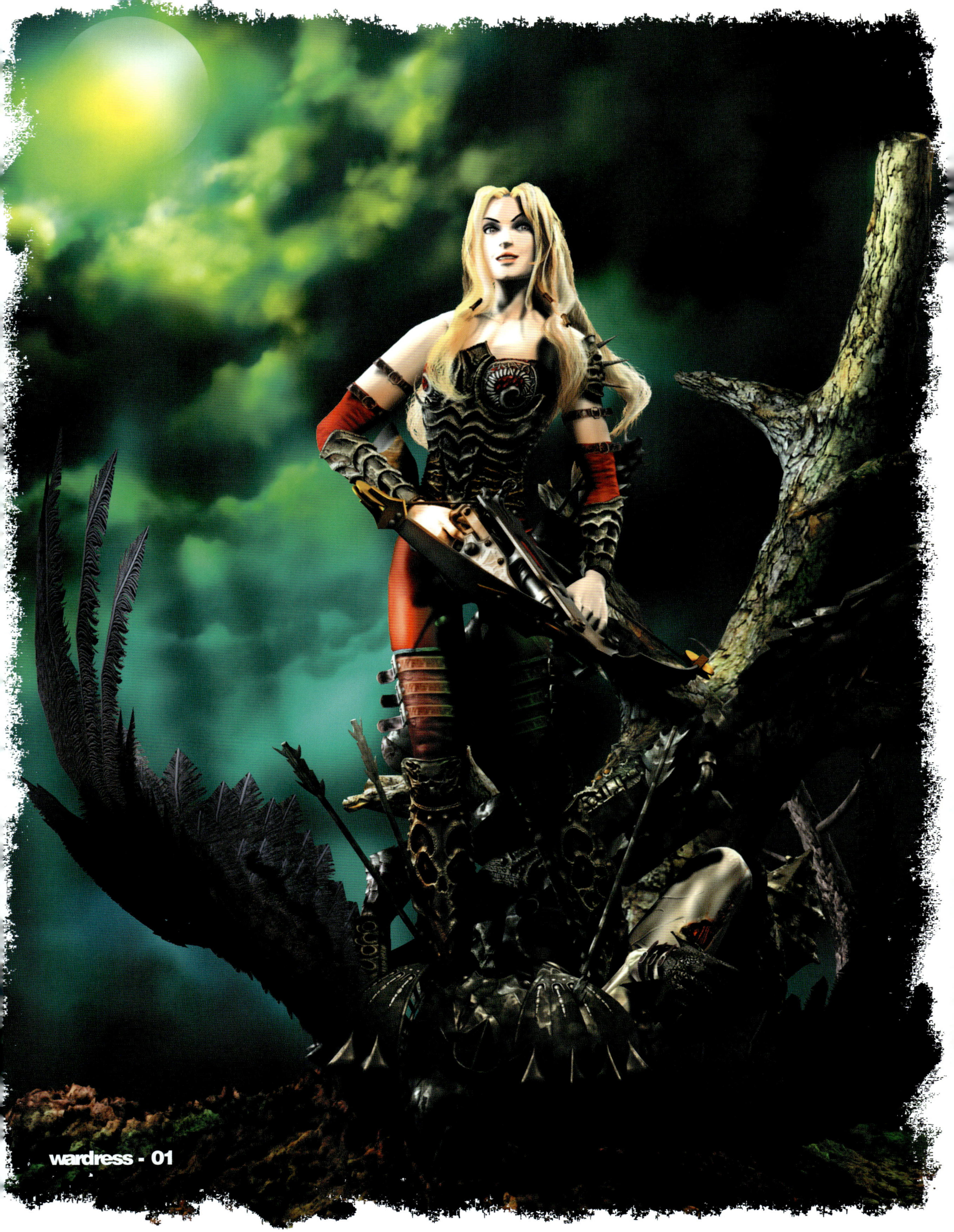
wardress - 01

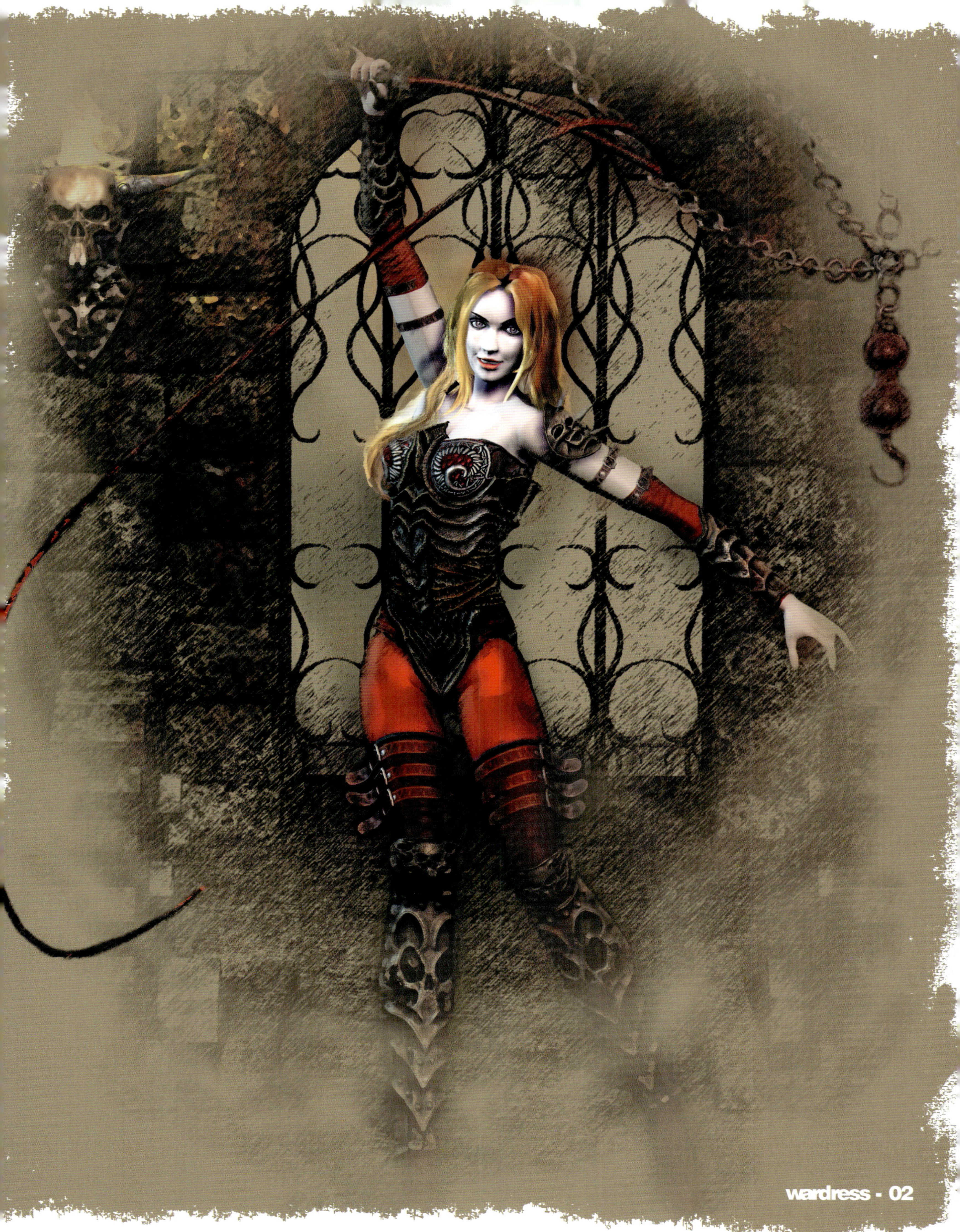

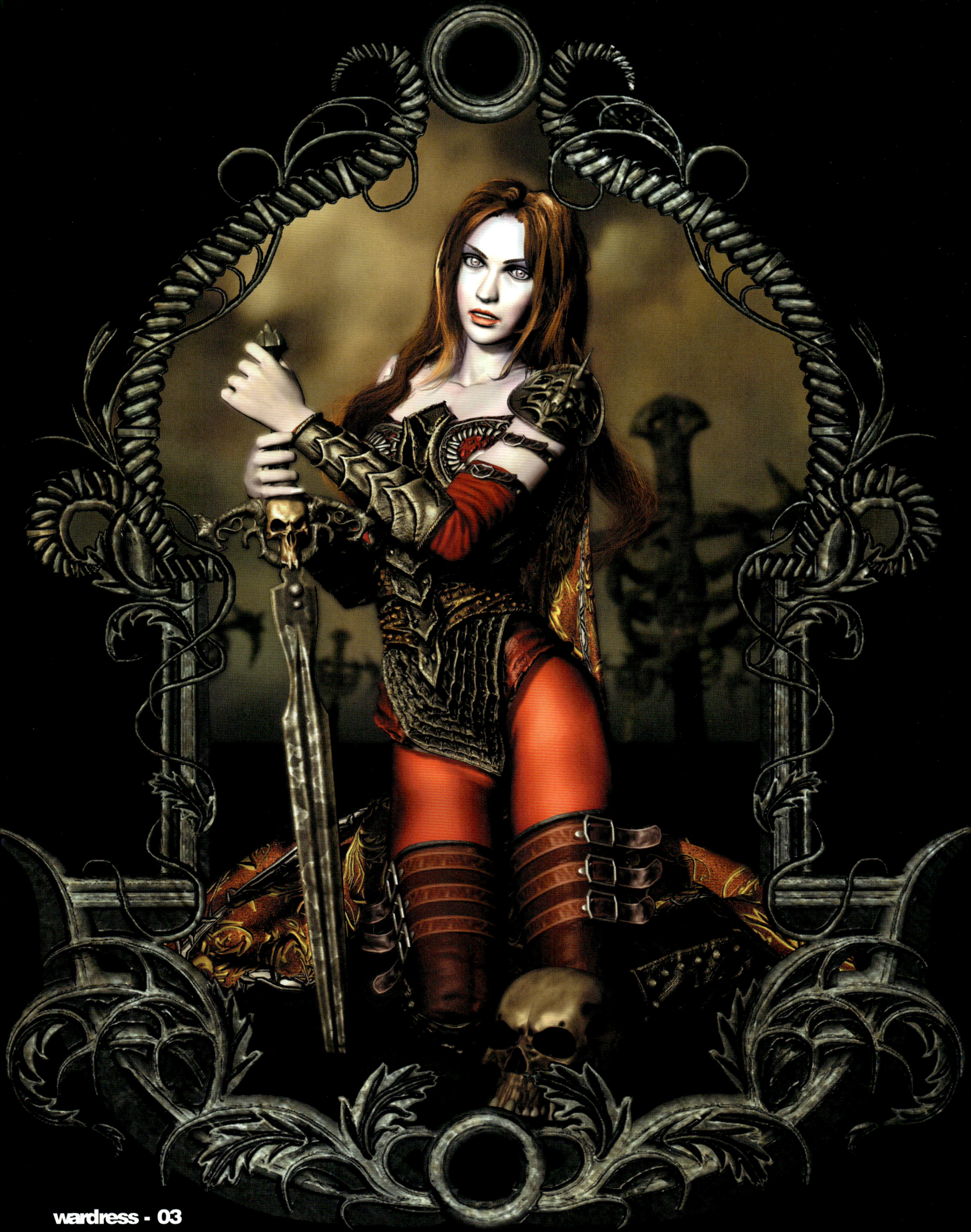

wardress - 03

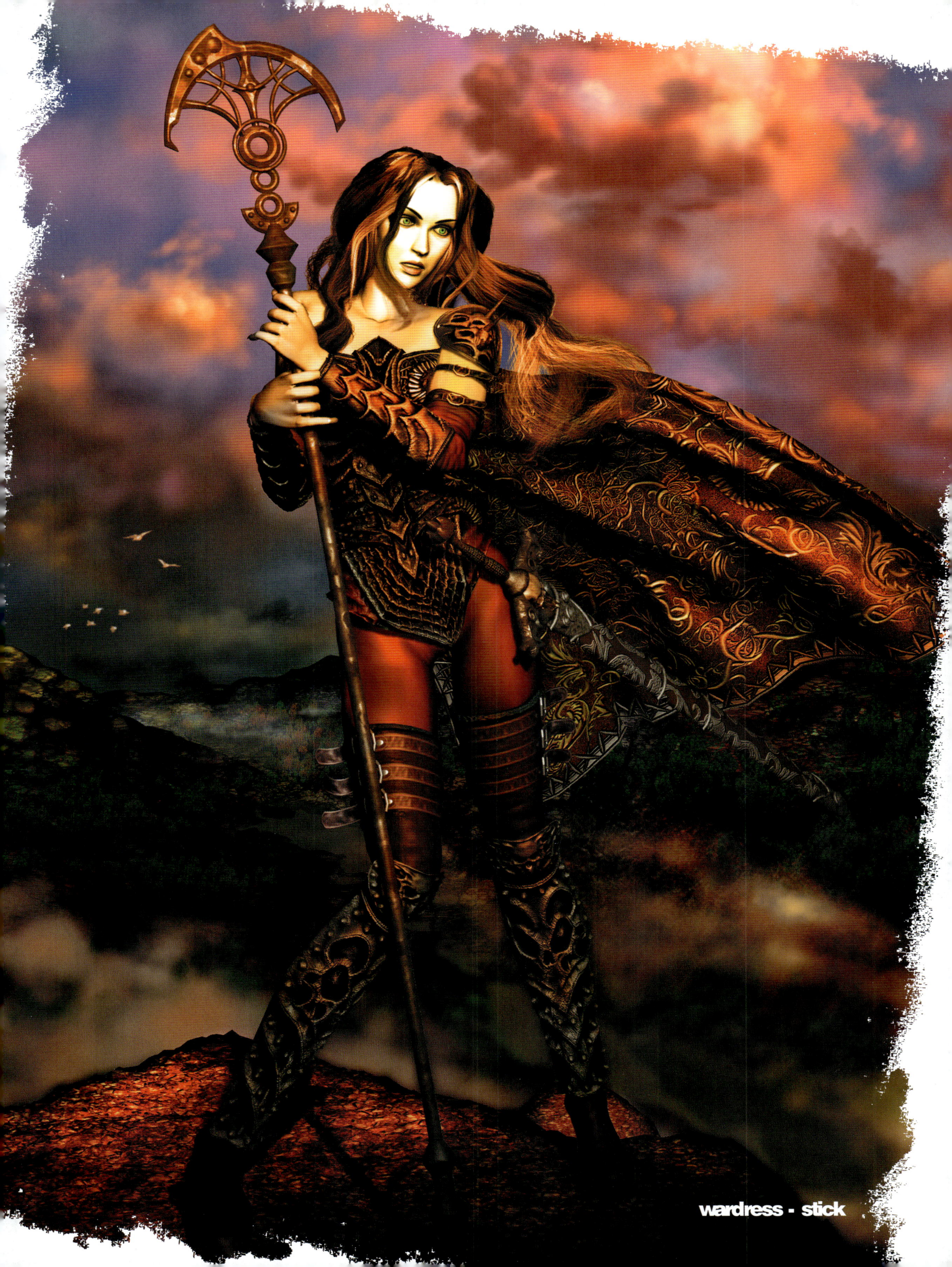

wardress - stick

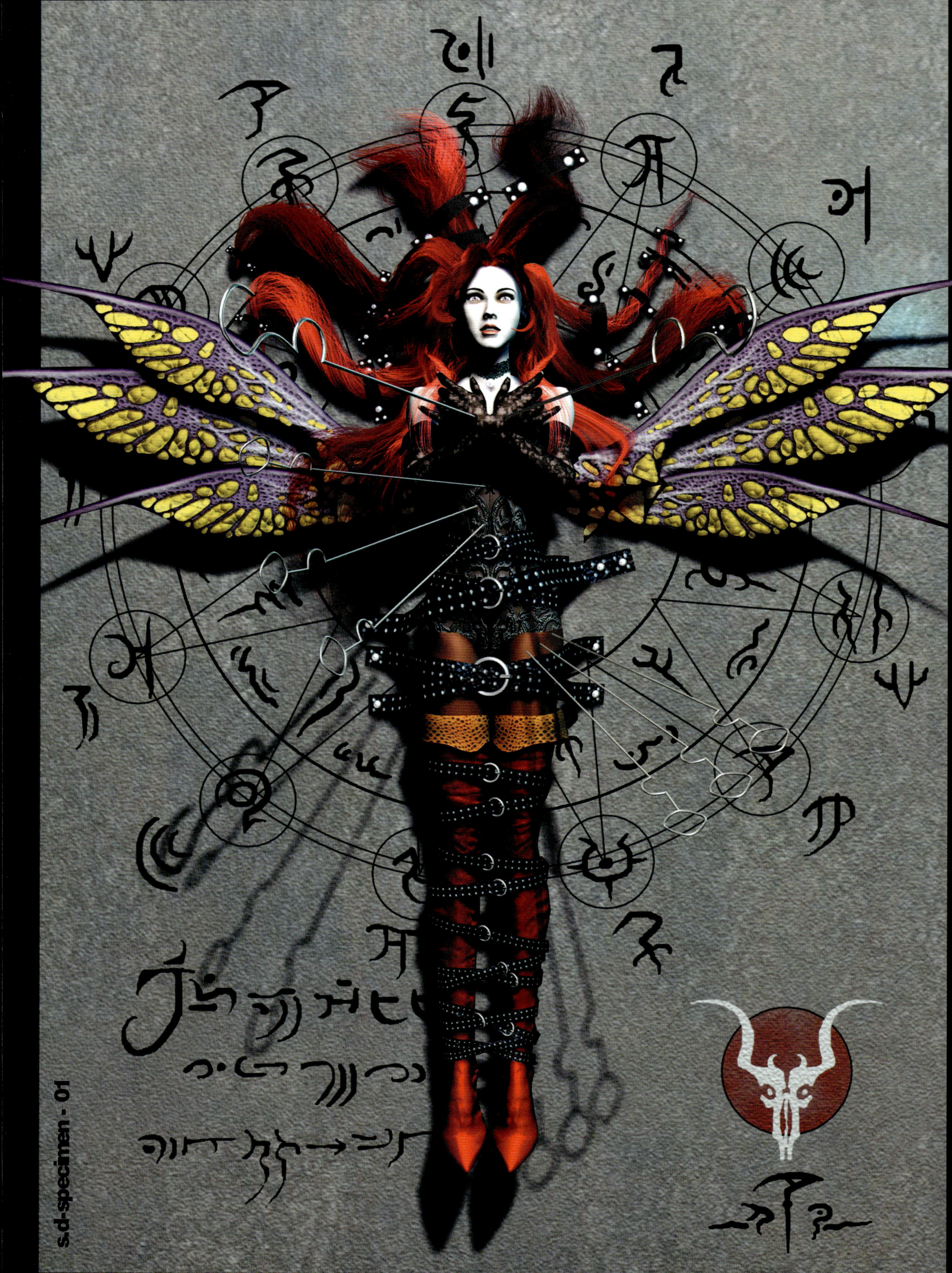
s.d-specimen - 01

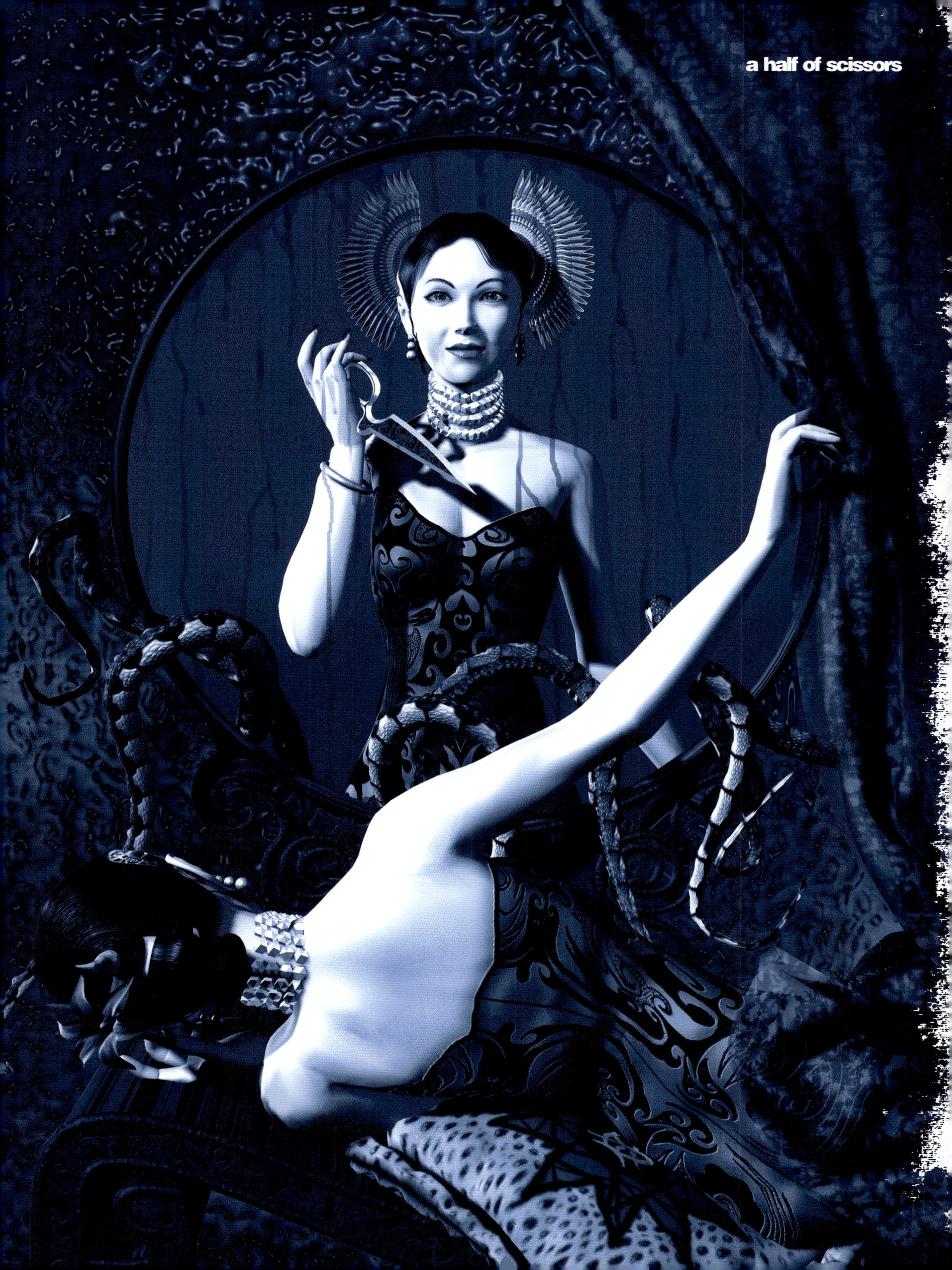

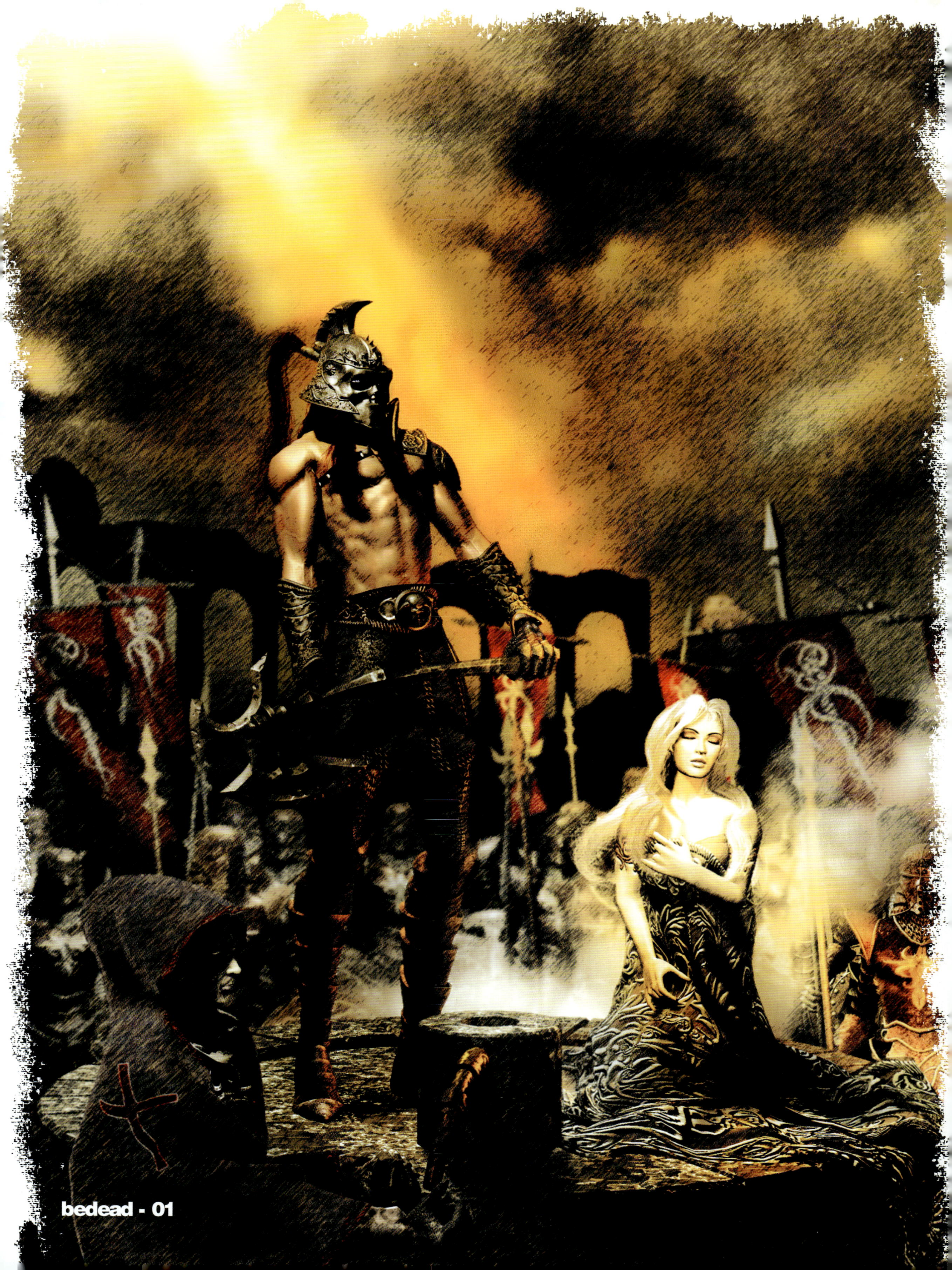

bedead - 01

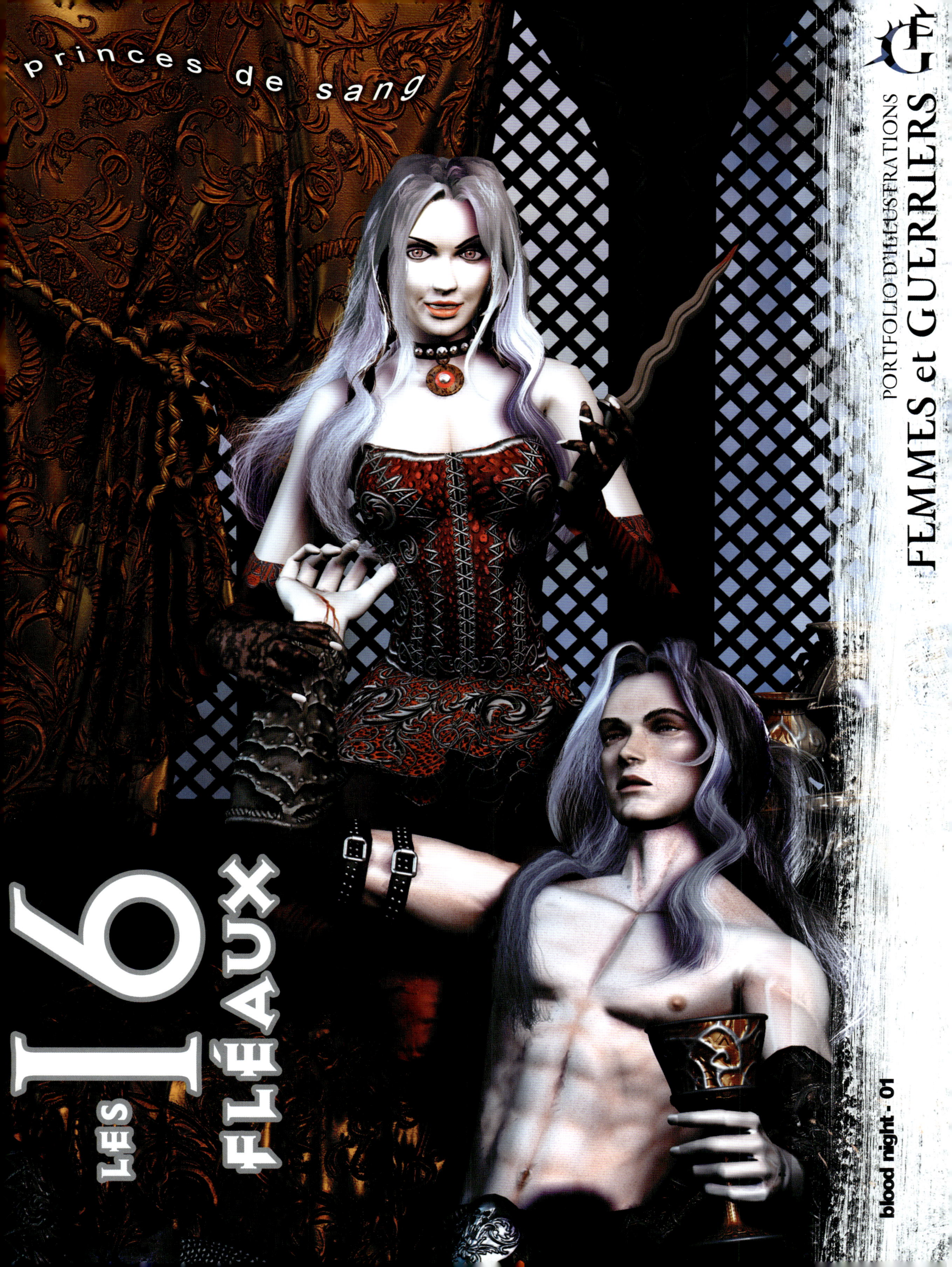
princes de sang
LES 16 FLÉAUX
PORTFOLIO D'ILLUSTRATIONS
FEMMES et GUERRIERS
blood night - 01

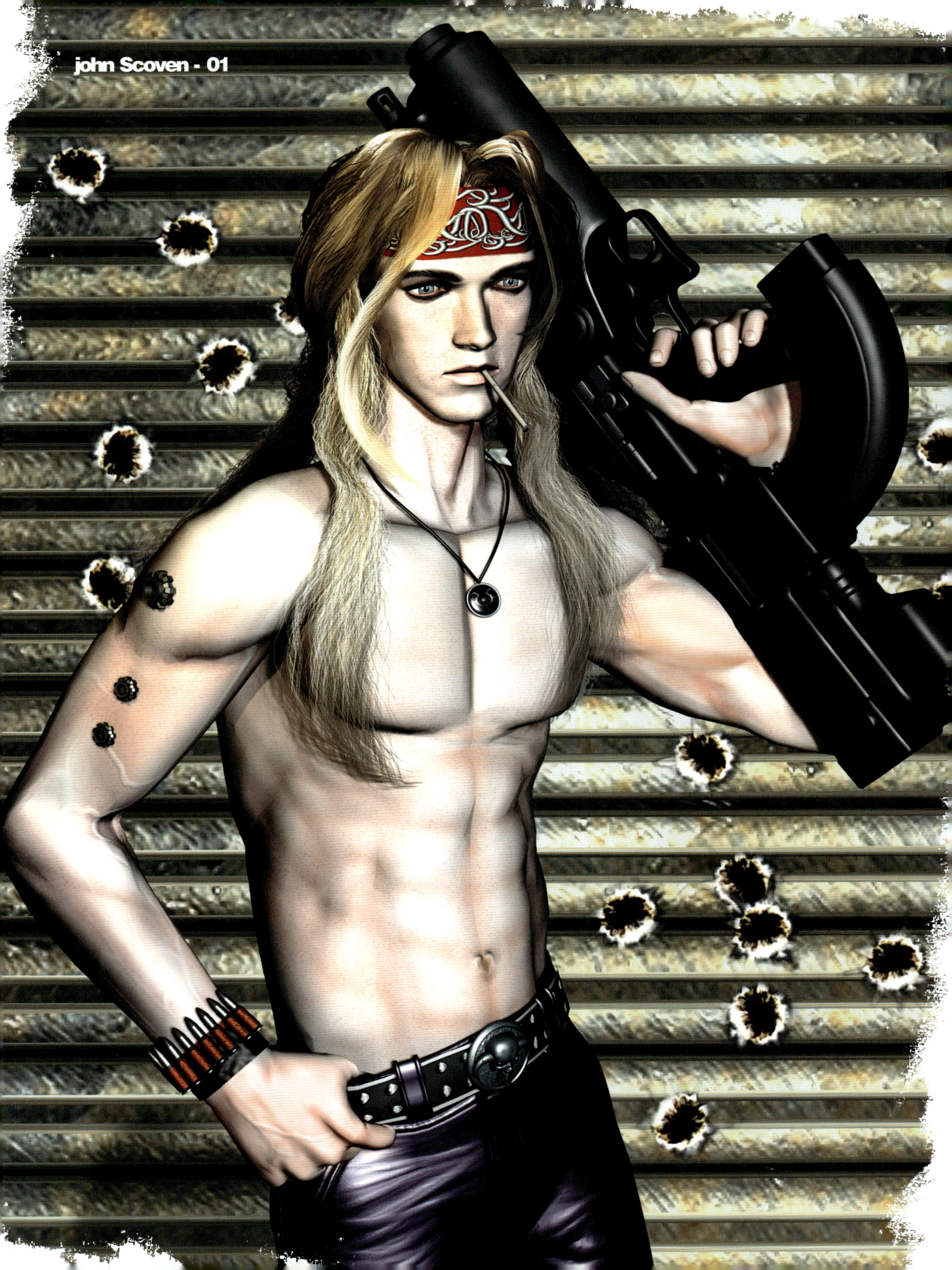

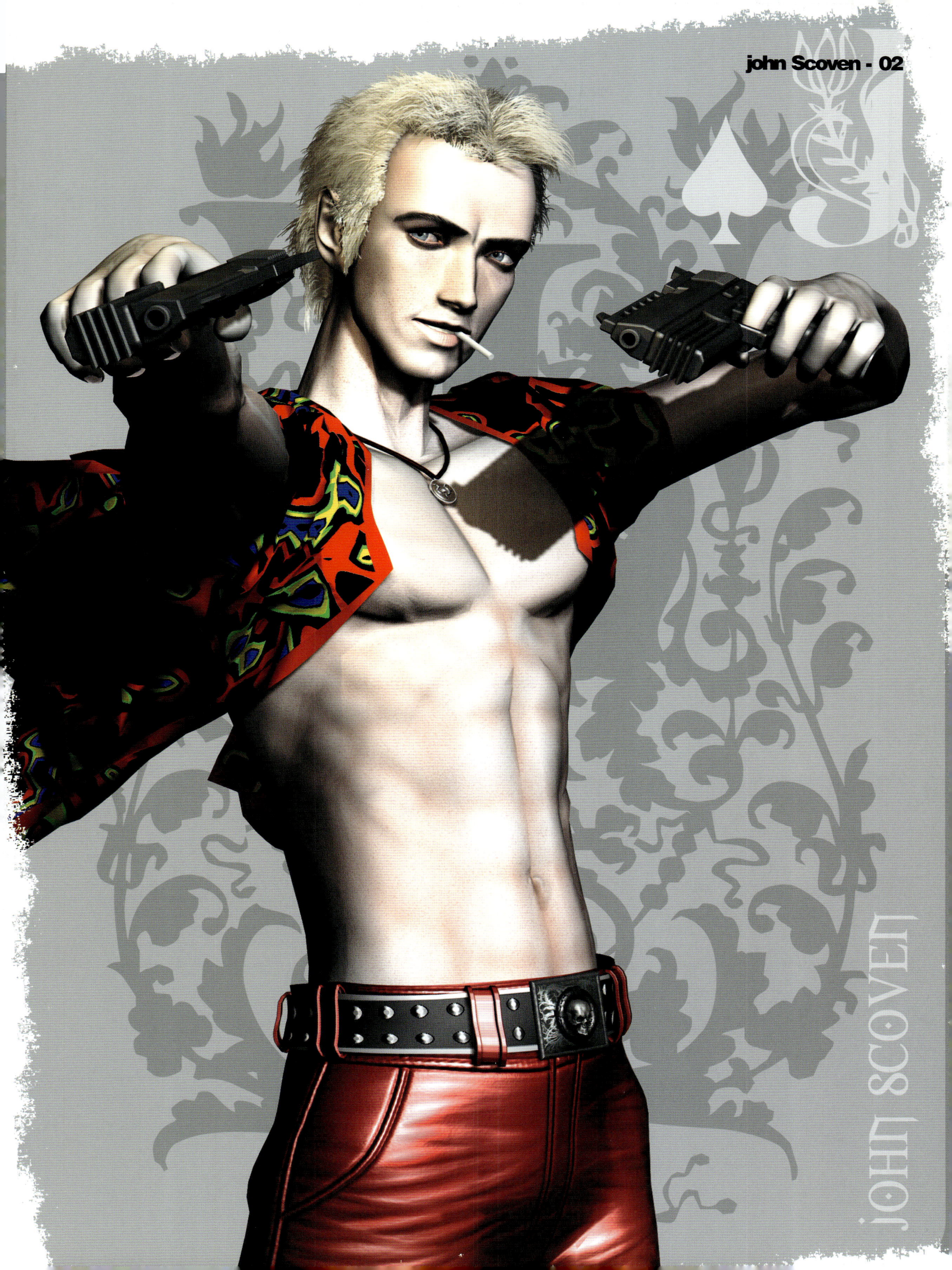
JOHN SCOVEN

info

GRAFIQ® est une collection qui regroupe les travaux d'illustrations des meilleurs graphistes chinois.
La nouvelle génération d'artistes peut y exprimer tout son talent, utilisant ce formidable mélange de tradition graphique chinoise multi-millénaire et de techniques modernes, mais les anciens y trouvent aussi leur place en y montrant ce qu'ils n'ont pas toujours eu l'opportunité de publier auparavant.

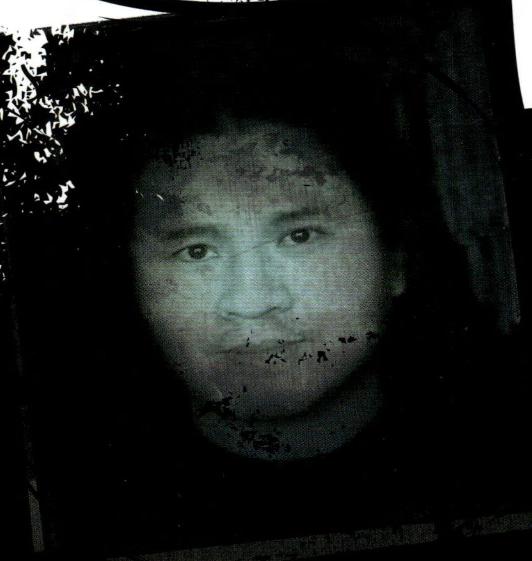

DR. FORLEN

Shipeng Lee Studio

Li Shippeng est un jeune artiste chinois, issu du monde de l'animation et du jeu vidéo 3D.
Au sein de son studio, il a mis en place une méthode de travail originale (voir page 37), basée sur les principes militaires enseignés par son père.
Il signe ici sa première incursion dans le monde de la bande dessinée, avec une histoire et un portfolio d'illustrations, tous deux extraits d'un large projet intitulé : "Les 16 fléaux".

GRAFIQ®
MANHUA ART BOOKS